"十四五"时期国家重点出版物出版专项规划项目

中医常见及重大疑难病证专辑文献研究丛书

胎漏胎动不安

丛书总主编　王春艳　贾　杨

丛书总主审　张如青

主　编　毕丽娟　王　峰

主　审　胡国华　黄素英

上海科学技术出版社

图书在版编目（ＣＩＰ）数据

　　胎漏胎动不安 / 毕丽娟，王峰主编. -- 上海：上
海科学技术出版社，2023.1
　　（中医常见及重大疑难病证专辑文献研究丛书 / 王
春艳，贾杨总主编）
　　ISBN 978-7-5478-5986-5

　　Ⅰ．①胎… Ⅱ．①毕… ②王… Ⅲ．①先兆流产－研
究 Ⅳ．①R271.41

　　中国国家版本馆CIP数据核字(2023)第002353号

　　本套丛书由上海市进一步加快中医药事业发展三年行动计划(2018—
2020)项目"中医常见病证专辑文献研究"[项目编号：ZY(2018—2020)-
CCCX-3001]资助出版。

胎漏胎动不安

主编　毕丽娟　王　峰

上海世纪出版(集团)有限公司
上海 科 学 技 术 出 版 社　出版、发行
(上海市闵行区号景路 159 弄 A 座 9F - 10F)
邮政编码 201101　　www.sstp.cn
山东韵杰文化科技有限公司印刷
开本 787×1092　1/16　印张 10.25
字数 150 千字
2023 年 1 月第 1 版　2023 年 1 月第 1 次印刷
ISBN 978 - 7 - 5478 - 5986 - 5/R · 2648
定价：62.00 元

本书为"中医常见及重大疑难病证专辑文献研究丛书"中的一种,围绕胎漏胎动不安历代经典古籍文献展开论述。妊娠期阴道少量出血,时下时止,或淋漓不断,而无腰酸腹痛者,称为胎漏。若妊娠期出现腰酸腹痛,小腹下坠,或阴道少量出血者,称为胎动不安。本书包括上、下两篇,上篇为胎漏胎动不安历代文献精粹,包括经典医论、特色方剂、药膳疗法;下篇为胎漏胎动不安历代名家经验,包括近现代名医医论医话、历代医案。本书旨在从古籍文献中挖掘整理、系统分析历代医家诊治胎漏胎动不安的学术和实践精华,从古籍文献中寻找理论根基和临床实践的源泉。

本书可供中医临床工作者、中医文献研究者、中医院校师生及中医爱好者参考阅读。

内容提要

中医药发展已上升为国家战略,《中华人民共和国中医药法》规定:"国家采取措施支持对中医药古籍、著名中医药专家的学术思想和诊疗经验以及民间中医药技术方法的整理、研究和利用。"《中医药事业中长期发展规划(2016—2030)》明确:"实施中医药传承工程,全面系统继承历代各家学术理论、流派及学说,全面系统继承当代名老中医药专家学术思想和临床诊疗经验,总结中医优势病种临床基本诊疗规律。"《中共中央 国务院关于促进中医药传承创新发展的意见》指出:"挖掘和传承中医药宝库中的精华精髓。加强典籍研究利用,编撰中华医藏,制定中医药典籍、技术和方药名录,建立国家中医药古籍和传统知识数字图书馆。"习近平总书记多次提到要"深入发掘中医药宝库中的精华",而中医药古籍文献正是这一宝库的真实载体和精华所在。

尤其《中医药"十四五"发展规划》还明确:"开展国家中医优势专科建设,以满足重大疑难疾病防治临床需求为导向,做优做强骨伤、肛肠、儿科、皮肤科、妇科、针灸、推拿及脾胃病、心脑血管病、肾病、肿瘤、周围血管病等中医优势专科专病,巩固扩大优势,带动特色发展。制定完善并推广实施一批中医优势病种诊疗方案和临床路径,逐步提高重大疑难疾病诊疗能力和疗效水平。"可见系统开展历代医家诊治各类疑难杂病、常见病的学术思想、临床经验、流派特色的挖掘研究和转化应用已成行业共识,必将迎来一个研究高潮,其中文献研究更是理论策源的根基,不可缺少,至关重要,将中医古今文献的挖掘研究与当代临床实践紧密结合,也必将成为未来中医药事业发展的一条重要路径。

上海市中医文献馆自1956年建馆以来从未间断对历代名医名著的临床经验挖掘研究,本丛书是在既往工作经验基础上,立足于对当代临床常见病及重大疑难病证的古籍文献的系统性、综合性挖掘研究,实乃创新之举。其目标是对历代名家关于当代临床多发病及重大疑难病证的古籍文献进行全方位、系统性归类整理和分析研究。

本丛书从整理挖掘历代中医药文献(包括从中医书籍、期刊、讲义、未刊抄本等)入手,对历代医家的医论医话、经典发微、医史研究、典型医案、临床经验等进行挖掘,对其中的学术观点、有效方剂、用药特色、辨证思维、加减化裁、特色技术、适宜技术等加以挖掘汇聚、分类整理和比较研究。各分册内容大体包括疾病概述、专病病因病机、专病辨证论治、专病特色方药、专病其他特色疗法(针法、灸法、外治法、推拿按摩、民间偏验方、食疗养生方、治未病与康复),以及专病历代名家经验(包括历代名医医论医话、历代名医经典医案)。各分册根据各自特点或增加个性化章节2～3章。

本丛书包括《喘证》《臌胀》《肿瘤》《崩漏》《胎漏胎动不安》《绝经前后诸证》《不寐》《腰痛》《胁肋痛》《青盲》《丹毒》《口疮》《湿疹》《瘾疹》《小儿疳证》《小儿惊风》等内外妇儿伤等各科疾病的16个分册,在当代中医药常见病及重大疑难病证文献研究方面具有代表性,总计300余万字,丛书及各分册主审均为相关领域的文献研究专家与临床专家,有效确保了本丛书的编撰质量。

本丛书承续上海市中医文献馆在建馆之初组织编写的《中医专病专辑》丛书及其在全国产生广泛影响的历史经验,创新编写体例,突出名医—名流—名著—名术—名方—特色方药的经验传承,突出特色诊疗技术和理论创新,与时俱进;利用现代检索等研究手段,聚焦于医家诊疗中具有特色优势的专病诊疗经验,从历代文献中挖掘整理、系统分析提炼临证精华。通过文献研究进行全方位、系统性归类整理和比较研究,从古籍文献中寻找理论根基和临床实践的源泉,力争做到古今文献深度融合、药物和非药物疗法结合、内服外用方药结合、繁简用方用药结合、名医医论医话与典型医案结合、原文和编者按有机结合、文献与临床研究相结合。

作为上海市中医药三年行动计划项目的重要成果,本丛书的研究编写始终坚持研究与传播相结合、项目建设与人才培养结合、馆内外专家结合。以成果为导向,目的是培养一批具有较高学术水平的中医临床文献研究人员和中医临床专家,突破文献馆研究资源的局限,将中医临床文献研究的主编和编委队伍向馆外优秀中医文献研究机构和各大临床机构的骨干专家拓展,通过团结合作有效提升项目的参与度,提高研究成果的质量。

文献是中医药宝库精华的重要传播载体,是挖掘宝库精华的根基所在和理论创新源泉。希望通过本丛书的出版,进一步深化与提升中医药临床文献研究的底蕴和价值,为构筑起一座沟通融合中医文献与临床之间的桥梁做出积极探索。

编　者

2022 年 8 月

一、本系列丛书辑录的文献资料截止到当代。

二、凡是有一定影响和学术价值的，或言之有理而自成一家的，对中医临证治疗有参考价值的文献资料，均依原文录入，其有雷同者则不赘录。

三、本书按照经典论述、特色方剂、药膳疗法、近现代医家临床经验、历代医案等进行分类整理。

四、凡是文字古奥难懂，引用时酌加注释。

五、古籍中唯心、迷信之说不予取录。

六、引用文献由于版本不同，难尽一致，因此，本书将主要引用书目附于书末，以备读者稽考。

七、本书所载犀角等中药材，根据国发〔1993〕39号，卫药发〔1993〕59号文，属于禁用之列，均以代用品代替，书中所述犀角等相关内容仅作为文献参考。

上 篇

胎漏胎动不安

历代文献精粹

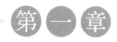

经 典 医 论

第一节 病 名 概 述

妊娠期阴道少量出血，时下时止，或淋漓不断，而无腰酸腹痛者，称为胎漏，亦称"胞漏"或"漏胎"。若妊娠期出现腰酸腹痛，小腹下坠，或阴道少量出血者，称为胎动不安。在妊娠早、中期发生胎漏、胎动不安者，常为堕胎、小产之先兆，相当于西医学之先兆流产；若在妊娠中、晚期发生胎漏，也可能为前置胎盘的表现。

在汉代《金匮要略·妇人妊娠病脉证并治》中即有"有妊娠下血者"的记载。西晋王叔和《脉经》卷九有："妇人有胎腹痛，其人不安。"隋代巢元方《诸病源候论》始有"妊娠漏胞""妊娠胎动""妊娠卒下血"诸候，指出："漏胞者，谓妊娠数月而经水时下。""胎动不安者，多因劳役气力，或触冒冷热或饮食不适，或居处失宜。""此谓卒有损动，或冷热不调和，致伤于胎，故卒痛。下血不止者，堕胎也。"

宋代陈自明《妇人大全良方·妊娠门》有"胎动不安"和"妊娠漏胎下血"方论，"凡妇人妊娠胎动，不以日月多少而常堕胎者；有虽有胎而月信虽不多，常来而胎不损者。"明代陈文昭《陈素庵妇科补解》云："妊娠经血不时而下，名曰胎漏。"明代《景岳全书·妇人规》有"胎漏""妊娠卒然下血""胎动欲堕"等论述，提出"父气薄弱，胎有不能全受而血之漏者"。清代吴谦《医宗金鉴·妇科心法要诀》云：孕妇无故下血，或下黄豆汁而腹不痛，谓之胎漏。清代《傅青主女科·妊娠跌损》谓："妊妇有失足跌损，致伤胎……人只知是外伤之为病也，谁知有内伤之故乎！""唯内之气血素亏，故略有闪挫，胎便不安。"张锡纯《医学衷中参西录》则指出："胎在母腹，如果善吸其母之气化，自无下坠之虞。且男女生育，皆赖肾脏作强。"

第二节 病因病机

一、胎漏

(一) 癥病所致

妇人宿有癥病,经断未及三月,而得漏下不止,胎动在脐上者,为癥痼害。妊娠六月动者,前三月经水利时,胎也。下血者,后断三月,衃也。所以血不止者,其癥不去故也。(《金匮要略·妇人妊娠病脉证并治》)

徐忠可曰:妇人行经时,遇冷则血留而为癥。癥者有形可征。然癥病女人恒有,或不在子宫,则行经受胎,经断即是孕矣。未及三月,将三月也,既孕而见血,谓之漏下。未及三月,漏下不上,则养胎之血伤,故胎动。假使胎在脐下,则直欲落矣。今在脐上,是每月凑集之新血。因癥气相妨而为漏下,实非胎病,故曰:癥痼害。痼者,宿疾也。害者,累之也,至六月胎动,此宜动之时,但较前三月,经水利时,胎动下血,则已断血。三月不行,复血不止,是前之漏下。新血去,而癥反坚牢不去,故须下之为安。(《女科经纶·胎前证》)

(二) 冲任气虚

此由冲脉、任脉虚,不能制约太阳、少阴之经血故也。冲任之脉,为经脉之海,皆起于胞内。手太阳,小肠脉也;手少阴,心脉也,是二经为表里,上为乳汁,下为月水。有娠之人,经水所以断者,壅之以养胎,而蓄之为乳汁。冲任气虚,则胞内泄漏,不能制其经血,故月水时下,京名胞阻。漏血尽,则人毙也。(《诸病源候论·妇人妊娠病诸候》)

妊娠经血不时而下,名曰"漏胎"。盖冲任二经气虚,则胞内泄不能制其经血,故血不时下也。(《陈素庵妇科补解·妊娠漏胎方论》)

妊娠经水时下,此由冲任气虚,不能约制。盖心、小肠二经相为表里,上为乳汁,下为月水。故妊娠经水壅之以养胎,蓄之以为乳。若经水时下,名曰胎漏,血尽则毙矣。(《产鉴·胎漏》)

（三）气虚血热

胎漏，气虚、血虚、血热。（《丹溪心法·产前》）

气血虚而劳苦或喜食炙煿热物过多而然。（《绛雪丹书·胎症》）

属气血虚有热，用下方。（《产鉴·胎漏》）

妊娠有胎不动，腹不疼，而小便中时常有血流出者，人以为血虚胎漏也，谁知气虚不能摄血乎！夫血只能荫胎，而胎中之荫血，必赖气以卫之，气虚下陷，则荫胎之血亦随气而陷矣。然则气虚下陷，而血未尝虚，似不应与气同陷也。不知气乃血之卫，血赖气以固，气虚则血无凭依，无凭依则燥急，燥急必生邪热。血寒则静，血热则动，动则外出而莫能遏，又安得不下流乎！倘气不虚而血热，则必大崩，而不止些微漏矣。（《女科仙方·妊娠》）

（四）外邪为病

若母有宿疾，子脏为风冷所乘，气血失度，使胎不安，故令下血也。（《妇人大全良方·妊娠门》）

《产孕集》曰：有妊妇月信不绝，而胎不损，问产科熊宗古，答曰：妇人血盛气衰，其人必肥。既娠后，月信常来而胎不动。若便以漏胎治之，则胎必堕。若不作漏胎治，其胎未必堕。今推宗古之言，诚有旨也。巢氏云：妇人经闭不利，别无所苦，是谓有子。以经血蓄之养胎，壅为乳汁也。有子后，蓄以养胎矣，岂可复散动耶。所以然者，有妊而月信每至，亦未必因血盛也。妇人荣经有风，则经血喜动，以风胜故也。荣经既为风所胜，则所下者，非养胎之血。若作漏胎治，必服保养补胎药，胎本不损，强以药滋之，是实实也，其胎终堕宜矣。若医者知荣经有风之理，专以一药治风，经信可止，或不服药，胎亦无恙。然亦有胎本不固，因房室不节，先漏而后堕者，须作漏胎治，又不可不审也。

按：肝经有风，致血得风而流散不归经，以一味防风丸。若肝经有热，致血妄行，条芩炒焦为末，酒下。（《女科经纶·胎前证》）

（五）精血亏虚

父气薄弱，胎有不能全受而血之漏者。（《景岳全书·妇人规》）

（六）综论

夫妊娠漏胎者，谓妊娠数月而经水时下也。此由冲任脉虚，不能约制手太阳、少阴之经血故也。冲任之脉为经络之海，起于胞内。手太阳小肠脉也，手少阴心脉也，是二经为表里，上为乳汁，下为月水。有娠之人，经水所以断者，壅之养胎，蓄之以为乳汁也。冲任气虚则胞内泄，不能制其经血，故月水时下，亦名胞漏。血尽则人毙矣。又有因劳役、喜怒哀乐不节，饮食生冷，触冒风寒，遂致胎动。若母有宿疾，子脏为风冷所乘，气血失度，使胎不安，故令下血也。（《妇人大全良方·妊娠门》）

胎漏因气虚，因血虚，因血热。（《医学纲目·妇人部》）

［脉经］妇人经月下，但为微少，师脉之反言有躯，其后审然，其脉何类？何以别之？师曰：寸口脉阴阳俱平，荣卫调和，按之滑，浮之则轻，阳明、少阴各如经法，身反洒淅，不欲食饮，头痛心乱，呕哕欲吐，呼则微数，吸则不惊，阳多气溢，阴滑气盛，滑则多实，六经养成，所以月见，阴见阳精，汁凝胞散，散者损堕，设复阳盛，双妊二胎，今阳不足，故令激经也。滑脉主血有余，今经又少，故知孕也。大抵妊娠经来不多，而饮食精神如故，六脉和缓滑大无病者，血盛有余也。儿大能饮，自不来矣。

［大全］夫妊娠漏胎者，谓妊娠数月而经水时下也。此由冲任脉虚，不能约制手太阳、少阴之经血故也。冲任之脉，为经络之海，起于胞内，手太阳小肠脉也，手少阴心脉也。是二经为表里，上为乳汁，下为月水，有娠之人，经水所以断者，壅之养胎，蓄之以为乳汁也。冲任气虚，则胞内泄不能制其经血，故月水时下，亦名胞漏，血尽则人毙矣。又有因劳役，喜怒哀乐不节。饮食生冷，触冒风寒，遂致胎动。若母有宿疾，子脏为风冷所乘，气血失度，使胎不安，故令下血也。曾有以娠妇月信不绝，而胎不损，问产科熊宗古，答曰：妇人血盛气衰，其有必肥，既娠之后，月信当来而胎不动，若据晚进观之，便以为漏胎，若作漏胎治之，则胎必堕。若不作漏胎治则其未必堕。今推宗古之言，诚有旨也。巢氏云：妇人经闭不利，别无所苦者，是谓有子，以其经血蓄之以养胎，拥之为乳汁也。有子之后，蓄以养胎矣，岂可复能散动耶。所以然者，有妊而月信每至，是亦未必因血盛也。若谓妇人荣经有风，则经血喜动，以其风胜则可也，既荣经为风所胜，则所来者非养胎之血，以此辨之，若作漏胎治

之,必服保养补胎之药,且胎不损,强以药滋之,乃所谓实实虚虚也,其胎终堕宜矣。若医者知荣经有风之理,专以一药治风,经信可止,或不服药,胎亦无恙。然而有胎本不固,而因房室不节,先漏而后堕者,须作漏胎治之,此又不可不审也。[丹]胎漏因气虚,因血虚,因血热。(《女科证治准绳·胎前门》)

盖胎漏者,或误食动胎之物所致,或误食热毒之物侵损胎所致,或因房劳伤损惊触,或服热药太过干损。轻则漏轻,重则漏重。若不急治,血尽则死。然安之之法有二:若因母病而动胎者,单治其母,其胎自安。若因胎不安以致母者,单安其胎,则母病自愈。(《邯郸遗稿·妊娠》)

妊娠下血,其腹不痛,谓之"胎漏"。由冲任脉虚,不能约制血海,或胞中蓄热,致使经水妄行,或劳役伤脾,无力统摄归原,或怒气伤肝,因得疏泄肆权,故血时下,淋漓不止也。当为速治,否则胎干而矣。(《妇科冰鉴·胎漏》)

凡妊娠胎漏,经血妄行,此是胎息未实,或因劳役过度,伤动胞胎,或因房室惊触,致令子宫虚滑,经血淋漓,若不急治,日渐胎干,子母不保。(《胎产秘书·胎漏下血》)

妊娠经血不固而漏,谓之胎漏。有因病气而漏者,则去其病。有因胎气而漏者,则安其胎。或凉或补,各有所宜。又有忽然下血者,或由火热迫血,或由郁怒气逆,或由损触胎气,或由脾胃气陷,皆当审症调理。若去血过多,宜专顾元气,以防其脱陷。(《不知医必要·胎漏》)

二、胎动不安

(一) 外邪所致

夫妊娠腹痛者,皆由风邪入于腑脏,与血气相击搏所为也。妊娠之人,或宿夹冷疹,或触风邪,疗结而痛。其腹痛不已,则邪正相干,血气相乱,致伤损于胞络,则令胎动腹痛也。(《太平圣惠方·治妊娠胎动腹痛诸方》)

(二) 气血虚弱

胎动不安,脾胃虚弱,不能管束其胎,气血素衰,不能滋养其胎。(《万氏女科·胎动不安》)

凡妊娠二三月,胎动不安者,盖因子宫久虚,气血两弱,不能摄元养胎,致

令不安欲堕。（《胎产秘书·胎动不安》）

（三）热邪所致

凡胎动不安者，虚仅二三，热有八九，慎之哉。（《急救广生集·妇科》）

（四）综论

凡妇人妊娠胎动，不以日月多少而常堕胎者；有虽胎而月信虽不多，常来而胎不损者。《产宝方》云：妇人妊娠常胎动不安者，由冲任经虚，胞门、子户受胎不实故也。并有饮酒、房室过度，有所损动不安者。巢氏云：妇人冲任二经，挟风寒而有胎，故不以日月多寡，因误有击触而胎动者。有喜怒不常，气宇不舒，伤于肝，触动血脉，冲任经虚，乃致胞门不固；或因登高上厕，风攻阴户，入于子宫，如此皆令胎动不安也。曾有以娠妇月信不绝，而胎不损，问产科能（宗古）者。答曰：妇人血盛气衰，其人必肥。既娠之后，月信常来，而胎不动，若据晚进观之，便以为漏胎。若作漏胎治之，则胎必堕；不作漏胎治，则其胎未必堕。今推宗古之言，诚有旨也。巢氏云：妇人经闭不利，别无所苦者，是谓有子。以其经血蓄之以养胎，拥之为乳汁也。有子之后，蓄以养胎矣，岂可复能散动邪！所以然者，有娠而月信每至，是亦未必因血盛也。若谓妇人荣经有风，则经血喜动，其风胜则可也。既荣经为风所胜，则所来者非养胎之血。以此辨之，若作漏胎，治之必服保养、补胎之药。且胎不损，强以药滋之，乃所谓实实虚虚也。其胎终堕宜矣。若医者知所荣经有风之理，专以一药治风，经信可止。或不服药，胎亦无恙。然而有胎本不固，而因房室不节，先漏而后堕者，须作漏胎治之，此又不可不审也。亦有妇人年方壮岁，听医官言，某药可服致补暖而子，使胞门子户为药所操搏（《巢氏病源》并《产宝方》并谓之胞门子户，张仲景谓之血室）。使新血不滋，旧血不下，设或有子，不以迟晚则必堕。中年之后，气宇渐衰，必有崩中、带下之疾。或月信愆期，渐觉黄瘦，腰痛不伸，五心烦热，五劳七伤之疾从此而生，不独胞门、子户风寒而生也。故《千金翼方》有朴硝荡胞汤，正为此疾。今之医者未见有用，亦未见有知之者。又论妊娠胎动，其由有二：一因母病而胎动，但疗母疾，其胎自安。若胎不坚固自动，其母疾唯当安胎，其母自愈。一因劳役气力，或触冒冷热，或饮食不适，或居处失宜。轻者转动不安，重者便致伤堕，当以母形色察之。母面赤舌青色者，儿死母活；唇口青，两边沫出者，子母俱死；面青舌赤，口中沫出者，母死子活也。

夫妊娠漏胎者，谓妊娠数月，而经水时下也。此由冲任脉虚，不能约制手太阳、少阴之经血故也。冲任之脉为经络之海，起于胞内。手太阳小肠脉也，手少阴心脉也，是二经为表里，上为乳汁，下为月水。有娠之人，经水所以断者，壅之养胎，蓄之以为乳汁。冲任气虚则胞内泄，不能制其经血，故月水时下，亦名胞漏。血尽则人毙矣。又有因劳役、喜怒哀乐不节，饮食生冷，触冒风寒，遂致胎动。若母有宿疾，子脏为风冷所乘，气血失度，使胎不安，故令下血也。（《妇人大全良方·妊娠门》）

妊娠胎动不安，大抵冲任二经血虚，胎门子户受胎不实也。然亦有饮酒过度，房事太多而胎动者；有登高上厕，风入阴户，冲伤子室而胎动者；有因击触而胎动者；有暴怒伤肝胎动者；有用力过度伤筋胎动者。（《陈素庵妇科补解·胎前杂症门》）

妊娠胎动不安者，由冲任经虚，受胎不实也。亦有饮酒房室过度，损动不安者；有误击，触而胎动者；有喜怒，气宇不舒，伤于心肝，触动血脉者；有信医宜服暖补，反为药所害者；有因母病而胎动者，但治母病，其胎自安；有胎不坚固，动及母疾，但当安胎，其母自愈。（《医学纲目·妇人部》）

妊娠胎动不安者，由冲任经虚，受胎不实也。有饮酒房事过度，损动不安；有忤触伤仆而动不安；有怒气伤肝，或郁结不舒，触动血脉不安；有过服暖药并犯禁之药动而不安；有因母病而胎动者，但治母病其胎自安；有因胎不坚固动及母病者，但当安胎，其母自愈。若面赤、舌青，是儿死也；面青、舌赤，是母死也；唇、口、面、舌俱青，吐沫者，是子母俱死。然胎动与胎漏，皆有下血，胎动则腹痛，胎漏无腹痛。（《冯氏锦囊秘录·女科精要》）

第三节　临　床　表　现

漏胞者，谓妊娠数月而经水时下。（《诸病源候论·妇人妊娠病诸候》）

妊娠经血不时而下，名曰"漏胎"。（《陈素庵妇科补解·妊娠胎漏方论》）

妊娠下血，则为漏下。（《医宗金鉴·妇科心法要诀》）

妊娠下血，其腹不痛，谓之"胎漏"。（《妇科冰鉴·胎前诸证门》）

妊娠有漏胎、激经之分：漏胎无时而下，激经有时而至。（《医述·女科原旨》）

冲任二脉，上为乳汁，下为月水，受胎则月水断，冲任气虚，不能固摄，血常溢下，名曰"胞漏"，莫作月水论，久而不止则胎堕，非时而下为"胎漏"，依期而漏号"激经"，尿血溺时，胞漏血常下而不停。（《盘珠集胎产症治·胎前》）

胎动与胎漏皆下血。胎动则腹痛，胎漏无腹痛。（《女科正宗·胎前总论》）

第四节　辨　证　论　治

一、胎漏

漏胎者，谓即有孕而复血下也。女子之血，在上为乳汁，在下为经水，一朝有孕，而乳经水俱不行者，聚之子宫以养胎也。今胎漏下则是气虚血虚，胞中有热，下元不固也。法四君子以补其气，四物以补其血，黄芩、黄柏以清其热，艾叶以止其血，杜仲、续断以补下元之虚，未有不安者矣，增损八物汤主之。人参、白术、归身、白芍、熟地、艾叶、条芩、黄柏、知母、阿胶、炙草各等分，姜枣引。水煎，食远服。兼用杜仲丸。（《万氏女科·胎前》）

《良方》曰：妊娠经水时下，由冲任气虚不能约制。盖心、小肠二经相为表里，上为乳汁，下为月水。故妊娠，经水壅之以养胎，蓄之以为乳。若经水时下，名曰胞漏，血尽则毙矣。

丹溪曰：胎漏有因气虚者，有因血虚者，有因血热者，不可不察也。

薛氏曰：前症有风热者，以防风黄芩丸。若因血热，加味逍遥散。血虚，二黄散。血去太多，八珍汤，未应，补中益气汤。若因肝火，用柴胡山栀散。脾虚，加味归脾汤。若因事下血作痛，八珍汤加阿胶、熟艾。脾胃虚者，补中益气汤加五味子。下陷者倍升麻、柴胡。晡热内热，用逍遥散。亦有血气盛，养胎之外而有余者，不必服药。

卒然下血，《良方》谓冷热不调，七情失宜，气血不和所致。若伤于胎则痛，血去多则堕矣。

薛氏云：前症气怒者，小柴胡汤。风热，用一味防风丸。血热，用一味子芩丸。脾气虚，六君子汤。中气下陷，补中益气汤。（《赤水玄珠·胎漏下血》）

［薛］前证若因风热，用防风黄芩丸。若因血热，用加味逍遥散。若因血虚，用二黄散。若因血去太多，用八珍汤。未应，补中益气汤。若因肝火，用柴胡山栀散。若因脾火，用加味归脾汤。若因事下血作痛，用八珍汤加阿胶、熟艾。若因脾胃虚弱，用补中益气汤加五味子。若因胃虚陷，用前汤倍用升麻、柴胡。若晡热内热，宜逍遥散。妊娠卒然下血，若因怒气，用小柴胡汤。若因风热，用一味防风丸。若因血热，用一味子芩丸。若因脾气虚弱，用六君子汤。若因中气下陷，用补中益气。若气血盛而下血者，乃因儿小饮少也，不必服药。一妊妇下血，服凉血之药，下血益甚，食少体倦，此脾气虚而不能摄血，余用补中益气汤而愈。后因怒而寒热，其血仍下，此肝火旺而血沸腾，用加味逍遥散血止，用补中益气汤而安。一妊妇下血，发热作渴，食少体倦，属脾气虚而肝火所侮，用四君子加柴胡、山栀，血止。因怒复作，用六君加柴胡、山栀、升麻而安。一妊娠六月，每怒下血，甚至寒热头痛，胁胀腹疼，作呕少食。余谓寒热头痛，乃肝火上冲；胁胀腹痛，乃肝气不行；作呕少食，乃肝侮脾胃；小便下血，乃肝气火血热。用小柴胡加芍药、炒黑山栀、茯苓、白术而愈。一妊娠六月，体倦食少，劳役下血，用六君加当归、熟地黄、柴胡、升麻而愈。江应宿治王祠部安人孕三月，腰腹递痛，漏下不止，气涌胀闷，速江诊视。六脉弦数，平昔脉极沉细，此必怒动肝火，挟相火而生内热，喜脉不滑，未至离经，犹可保也。以条芩、白术、枳壳、香附、茯苓、阿胶、白芍、当归、陈皮，煎调鹿角（煅，酒淬细末）一钱，更进抑青丸一服痛已，数剂平复。仲景云：妇人有漏下者，有半产后因续下血都不绝者，有妊娠下血者。假令妊娠腹中痛为胞阻，芎归胶艾汤主之。方见血崩。（《女科证治准绳·胎前门》）

怀妊之后，经水虽不多，虚热而下者，以紫苏汤加黄芩、白术、阿胶、砂仁。妊娠卒然腰痛，而血下不止者，宜安胎饮主之。胎漏淋漓不已，宜胶艾四物汤加黄芩、续断；如下血不止者，加乌梅、石菖蒲、地榆、小蓟、赤石脂。妊娠误食毒物、毒药，伤动胎气，下血不止者，随其所伤之物治之。妊娠偶因跌仆，胎动不安，冲心，腰腹痛，下血，随死，宜佛手散治之。（《邯郸遗稿·妊娠》）

凡孕妇元气盛壮，受胎后，尚有经来数点，乃血气盛耳。若不腰痛腿酸亦无妨，不必服药。如或过虑，服安胎[饮]数帖亦可。如下血不止，或按月去血几点，名曰胎漏，因气血虚而劳苦或喜食炙煿热物过多而然，宜谨房事兼服后药补之。加味补中安胎饮。(《绛雪丹书·胎症》)

妊妇经血不固者，谓之胎漏。而胎漏之由，有因胎者；有因病气者。而胎气之由，亦有二焉。余尝诊一妇人，脉见滑数，而别无风热等病。问其经脉，则如常不断，而但较前略少耳。余曰："此必受妊者也。因胎小，血盛有余而然。"后于三月之外，经脉方止，果产男。故胎妊之妇，多有此类。今常见怀胎七八月而生子者，人但以血止为度，谓之不足月。然其受胎于未止之前，至此而足而实，人所不知也。第此等胎气，亦有阴阳盛衰之辨。如母气壮盛，荫胎有余，而血之溢者，其血虽漏，而生子仍不弱，此阴之强也，不必治之。若父气薄弱，胎有不能全受，而血之漏者，乃以精血俱亏，而生子必萎小，此阳之衰也，而亦人所不知也。凡此皆先天之由，若无可以为力者。然栽培根本，岂果无幹旋之道乎！第见有于无之目，及转强于弱之手，为不易得，是乌可以寻常语也！至若因病而漏者，亦不过因病治之而已耳。

妊娠血热而漏者，保阴煎、清化饮，择而用之。怒动肝火漏血者，保阴煎，甚者化肝煎主之。脾虚不能摄血者，寿脾煎、四君子之类主之。脾虚血热气滞者，四圣散主之。脾肾兼虚者五阴煎主之。三焦气血俱虚者，五福饮、七福饮类主之。劳倦伤而动血者，寿脾煎、归脾汤主之。偶因伤触动血者，五福饮、安胎散主之。冲任气虚不能制约，血滑易动者，固阴煎、秘元煎主之。

立斋曰：前证若因气热，用防风黄芩丸；若因血热，用加味逍遥散；若因血虚，用二黄散；若因血去太多，用八珍汤，未应，补中益气汤；若因肝火，用柴胡清肝散；若因脾火，用加味归脾汤；若因事下血作痛，用八珍汤加阿胶、熟艾；若因脾胃虚弱，用补中益气汤加五味子；若因脾胃虚陷，用前汤倍用升麻、柴胡；若晡热内热，宜用逍遥散。(《妇人规·胎孕类》)

薛立斋曰：妊娠下血不止，名胎漏。血虚用二黄散，血去多用八珍汤，未应，用补中汤。若因事而动，下血，用枳壳汤加生熟地，未应，或作痛，更加当归。血不止，八珍汤加胶、艾。若因怒气，用小柴胡汤。若因风热，一味防风丸。若因血热，一味子芩丸。若脾气虚弱，六君子汤。中气下陷，补中汤。若气血盛而下血者，乃儿饮少也，不必服药。《千金方》治妊娠下血不止，名曰漏胎，血尽子死，方用生地八两，渍酒捣汁，服之无时，能多服佳。

慎斋按：以上七条，序胎前有胎漏下血之证也。妊娠胎漏，《金匮》主于癥病痼害，巢氏主于荣经有风，是属有余客邪为病也。若《产宝》以下，《大全》、丹溪主于气虚血虚，是属内伤不足为病也。观立斋用药一条，已分有余不足证治矣。（《女科经纶·胎前证》）

有妊妇月信不绝而胎不损，问产科熊宗古，答曰：妇人血盛气衰，其人治肥，凡既妊之后，月信常来，而胎不动。若便以漏胎治之则胎必堕。若不作漏胎治，其胎未必堕，今推宗古人之言，诚有旨也。巢氏云：妇人有子之后，经血蓄以养胎矣。有妊而月信每至，亦未必因血盛也。此因荣经有风，则经血喜动，以风胜故也。荣经既为风所胜，则所下者，非养胎之血，若作漏胎治之，服保养补胎药，胎本不损，强以药滋之，是助其风行水动之势，其胎真堕矣。若知荣经有风之理，专以一药治风，经信可止，或不服药，胎亦无恙，然亦有胎本不固，因房室不节，先漏而后堕者，须作漏胎治之。《千金方》治妊娠下血不止，名曰漏胎，血尽子死，用生地八两，渍酒捣汁，服之无时。（张）秘授保胎神效丸一方，药虽甚灵，但内有红花、没药，未解其意，观宗古之论，始悟立方之妙。今具于后，保产者珍之。

妊娠漏胎，此由冲任脉虚，不能约制手太阳、少阴之经血故也。冲任之脉为经络之海，起于胞内。手太阳、少阴相为表里，上为乳汁，下为月水。有娠之人经水所以断者，壅之养胎也。冲任气虚，则胞内泄不能制其经血，故月水时下名胞漏，血尽则毙。又有劳役，喜怒不节，饮食生冷，触冒风寒，子脏为风冷所乘，气血失度，使胎不安，故也令下血也。丹溪曰：胎漏多因于血热，然亦有气虚血少，服凉血药而下血益甚，食少、体倦者，此脾气虚而不能摄血也，当以脉候参之。

妊妇壮实，六脉平和，饮食如故，余无所苦，但经时下者，是血气旺而养胎之余血也，不可强止，亦不可使之行，但为和血、凉血、健脾为主，佛手散加条芩、白术、阿胶；或八珍汤加胶、艾。（《冯氏锦囊秘录·女科精要卷》）

气因劳乏，血因耗损，冲任脉虚，经不依时，孕后月水淋沥，名曰胎漏。盖孕妇经血，蓄以养胎，若旋下淋，则本气衰而不能约于经也，胎干则子损矣。若因血热，用逍遥散。肝火，用柴胡山栀散（丹皮、柴胡、山栀、川芎、当归、芍药、甘草、牛蒡子、白术）。脾火，则加味归脾汤。又有脾气虚而不能摄血者，宜补中益气汤。

妇人漏血，面黄或赤，时觉腰间、脐下痛、四肢困倦、两胁如刺，脾胃亏损、元气下陷，与相火、湿热下迫所致。用补中益气汤加防风、芍药炒黑、黄柏，兼服归脾汤而愈。

通贞子曰：胎之漏者，或食动胎之物，或热毒之气侵损，或入房劳。损轻则漏轻，损重则漏重，血尽则死。王叔和云：血下如同月水来，须用加减保元丸（当归三两，川芎、陈皮各一两），熟地、白术、杜仲各四两，阿胶、条芩、益母草、续断、香附（酒、醋、盐水、童便各浸三日）各二两。（《灵验良方汇编·论胎漏》）

女人之血，无孕时则为经水，有孕时则聚之以养胎，蓄之为乳汁。若经水忽下，名曰漏胎，血沥尽，则胎不保矣。大法：若因风热动血者，用四物汤送下防风黄芩丸。若因血虚，用本方加茯神、阿胶、艾叶。若因怒动肝火，用加味逍遥散。若去血太多，用八珍汤，如不应，用补中益气汤。凡脾虚下陷，不能摄血归经者，皆宜补中益气。假如气血俱盛而见血者，乃儿小饮少也，不必服药。（《医学心悟·妇人门》）

李梴曰：心腹痛而下血者，为胎动不安；不痛而下血，为胎漏。二者所由分也，大抵漏胎由热者，下血必多。内热作渴者，四物加芩、连、白术、益母草。血黑成片，三补丸加香附、白芍。血虚来少，古胶艾汤，或合四物汤。气虚，四君子汤加黄芩、阿胶。因劳役感寒，致气虚下血欲坠，芎归补中汤。或下血如月信，以致胞干子母俱损者，用熟地、炒干姜各二钱为末，米饮服。惟犯房下血者，乃真漏胎也，八物汤加胶、艾救之。（《女科玉尺·胎前》）

血下如同月水来，漏干胞血必伤胎。胎伤妊娠须忧虑，急赐灵丹救得回。只缘欲火房劳损病原在此，非是寻常虚漏胎。

盖胎之漏者，必有因而来，或误吞动胎物，被热毒所侵，或房劳而伤损。损轻则漏亦轻，重则漏亦重，血尽而胎死。或因母病而胎动者病治而胎自安，或胎不坚固而母病者；胎安而母自愈矣。又有值经期而见血，每月一至，名曰"漏胎"，宜服安胎饮，或紫苏饮加黄芩、白术、阿胶、砂仁自然无事。亦有伤胎气而下血不止，宜夺命丹。胎未损者，服之可安；已损者，服之即下。（《女科切要·胎漏》）

若冲任气虚者，其漏下黄汁，或如豆汁，黄芪汤或银苎酒；胞中蓄热，其血

必多，或色紫黑，阿胶汤清之；劳役伤脾者，归脾汤；怒气伤肝者，加味逍遥散。（《妇科冰鉴·胎漏》）

胎漏者，谓既有孕，而复下血也。属气虚血虚，胞中有热，而下元不固也。法宜四君子以补其气，四物以补其血，黄芩、黄柏以清其热，胶、艾以止其血，杜仲、续断以补下元之虚，病自愈矣。（《罗氏会约医镜·妇科》）

妊娠心腹痛而下血者为胎动，不痛而下血者为胎漏。大抵胎漏，由血热者下血必多。若内热作渴者，宜益母四物汤（熟地黄、当归、白芍、川芎、益母草、黄芩酒炒、黄连姜汁炒、白术）。血黑成片者，宜加味三补丸（黄芩酒炒、黄连酒炒、黄柏酒炒、香附制、白芍酒炒，各一钱）。血虚者，胶艾四物汤或二黄散。血虚微热者，宜续断汤。气虚者，宜胶艾四君汤。气虚有热者，宜香砂四物汤。劳役下血者，宜加味枳壳汤。劳役感寒以至气虚欲堕者，宜芎归补血汤。房劳触伤者，宜八珍汤，加阿胶一钱，蕲艾五分。下血过多者，宜八珍汤，未应，用补中益气汤。脾胃虚弱而下水不止，宜补中益气汤加五味子。脾胃虚陷而下血不止，宜补中益气汤倍加柴胡、升麻。若漏血如月经，以至胞干，子母俱损者，宜二妙煎。若漏下黄汁如豆汁甚多者，宜黄芪汤。若火热迫血妄行者，宜凉胎饮。热甚者，徙薪饮。若肝经有风热者，宜防风黄芩丸。若怒气伤肝而暴下血者，宜保阴煎。若母气壮盛，身无所苦，而月经如常漏下者，此荫胎有余而血之溢也。儿大能饮血自止矣，不必治之。然亦不可使之多下，治宜和血凉血，健脾安胎，宜四妙散。（《竹林女科证治·安胎》）

胎漏者，经水忽下，血沥尽则胎不保，四物汤加防风、黄芩主之；如血虚，加茯苓、阿胶、艾叶；气虚下陷者，补中益气汤。（《笔花医镜·女科证治》）

妊娠体壮，脉息和平，饮食如故，他无所苦，而经时下者，乃血气充旺，养胎之余血也。然亦不可使之多，宜和血凉血，佛手散加黄芩、白术。不已，加阿胶。若去血过多，八珍汤加胶、艾。如因怒伤肝而动血，佛手散加山栀、白芍（薛立斋）。（《医述·女科原旨》）

冲任二脉，上为乳汁，下为月水，受胎则月水断，冲任气虚，不能固摄，血常溢下，名曰"胞漏"，莫作月水论，久而不止则胎堕，非时而下为"胎漏"，依期而漏号"激经"，尿血溺时，胞漏血常下而不停。见红腰痛，六味丸合四君子汤，去甘草，加杜仲、川断、黏米。荣血有风，荣经为风所胜，故经血动而下也，所下者本非养胎之血，若认作胎漏，服保养胎元之药，是实实矣，胎必堕下。

宜服防风丸[防风、黄芩(炒),米饮调下]。按月出血点滴为胎漏,此因气血并虚也。宜服补中安胎饮[人参、白术、茯苓、炙甘草、熟地、当归、黄芩、紫苏、白芷(炒)、姜、枣]。因事而动,以至下血。二地加枳壳炭二三分。顿仆动胎,下血不止,安胎饮[人参、白术(酒炒)、炙甘草、生地、当归、广皮、升麻、生姜、大枣,气不下陷,勿用升、麻]加阿胶、艾炒炭;感寒头痛,加莲须。胎气内热,迫血妄行,凉胎饮[生地、当归、白芍、甘草、茯苓、钗斛、香附(制)]。中气下陷,补中益气汤。脾气虚,不能摄血,归脾饮。肝脾郁怒,加味归脾汤,或小柴胡汤。肝脾风热,加味逍遥散。肝脾湿热,升阳除湿汤[柴胡、升麻、猪苓、泽泻(炒)、陈皮、炙甘草、炒苍术、炒白术、防风、姜、枣]。风入肠胃,胃风汤[当归、柴胡、升麻、葛根、炙甘草、蔓荆子、藁本、木贼、川柏(炒)、苍术(制)、姜、枣]。胎急不安,下血不止,桑寄生散[桑寄生、当归、川芎、川断、香附(制)、阿胶、人参、白术(炒)、茯苓、甘草(炙)、生姜]。因惊而气虚,虚则下陷而见血,安胎饮加人参。血离其位,积于胞宫,为胀为痛,四物重加当归。下黄汁如胶,或如豆汁,此湿热也,用升阳除湿汤,又用黄芪六两、糯米五合,水五升,煎半分,作两服。

　　癥气相妨,亦为漏下。行经之时,血虚而寒气乘之,血遂凝结而成癥,其癥不结于子宫,仍能行经成孕。既孕见血,为之漏下,是癥气为害也。宜下之,桂枝茯苓汤,然方中桃仁一味,恐妨胎,须酌用。若癥在腹中,于胎无害,俟分娩后治之为妥。(《盘珠集胎产症治·胎前》)

　　血虚火盛,其妇必形瘦色黑。其胎常上逼者,宜条芩、阿胶(杰按:前张飞畴说,谓形瘦血热宜条芩,血虚火旺宜归、芍,此似将上二条并为一治,想须在胎上逼与腹急痛上分别,未知是否! 存参)。气虚妇体肥白,胎常下坠,宜人参(杰按:体肥白是气虚证据,宜与张说参看,又思体肥白者,未必皆气虚,必肥白而胎下坠,方是形盛气衰也。须辨。存参。雄按:审属气虚欲堕者,补中益气法甚妙)。形气盛,胎常不运者,宜香、砂。痰气阻滞,体肥,呕逆眩晕者,宜二陈。

　　怒气伤肝,加味逍遥散。毒药动胎,白扁豆二两,生去皮为末,新汲水下(沈按:见"厥逆门",须合参以辨其证)。交接动胎,其证多呕。《产室百问》载《纲目》方饮竹沥一升有验。人参尤妙。筑磕着胎,恶露已下,疼痛不止,口噤欲绝,用神妙佛手散探之。若不损则痛止,子母俱安;若损胎立便逐下。即芎归汤治伤胎,多神效。胎动下血不绝欲死,《本草纲目》用蜜蜂蜡如鸡子大,煎三五沸,投美酒半升服,立瘥。冯云:神效。蜡淡而性涩,入阳明故也(雄按:怀妊临月,并无伤动,骤然血下不止,腹无痛苦者,名海底漏。亟投大剂参、芪,十不能救其一二。此由元气大虚,冲脉不摄,而营脱于下也)。(《沈氏女科辑要·胎动不安》)

冲任二脉为经血之海,皆起于胞中,心、小肠互为表里,成胞之际,壅之养胎,既产之后积之为乳汁。若冲气虚,不能制其经血,则妊娠数月,经水时下,此名漏胎,漏下不止则毙胎矣。有壮实人两手平和,饮食无故,都无所苦,而经时下,是血气旺,养胎之余血也,不必治,然亦不可使之多,和血、凉血、健脾为主,佛手散加黄芩、白术,不已加阿胶,去血多八珍汤加胶、艾。有大怒伤肝而动血者,佛手散加炒栀子、白芍。(《女科正宗·胎前门·胎漏下血》)

二、胎动不安

论曰:安胎有二法,因母病以动胎,但疗母疾,其胎自安。又缘胎有不坚,故致动以病母,但疗胎则母瘥,其理甚效,不可违也。胎不动,不知死生者,但看母唇口青者,儿死母活;口中青沫出者,子母俱死;口舌赤青沫者,母死子活也。(《经效产宝·妊娠安胎方论》)

夫妊娠胎动不安者,多因劳役气力,或触冒冷热,或饮食不适,或居处失宜。轻者转动不安,重者便致伤堕。若其母有疾致胎动,治母则胎安。若其胎有不牢固致动,母有病者,治胎则母瘥。伤动甚者,候其母。唇舌青者,儿死母活。口中青沫出者,母子俱死。唇口赤,舌青者,母死儿活也。(《太平圣惠方·治妊娠胎动不安诸方》)

如脾胃素弱,不能管束其胎,气血素衰,不能滋养其胎,不以日月多少常堕者,安胎饮主之,更服杜仲丸、胡连丸尤佳。(《万氏女科·胎前》)

[薛]前证胎气郁滞者,用紫苏饮。脾气虚弱者,六君子汤加苏、枳。郁结伤脾者,归脾汤加柴、栀。郁怒伤肝脾者,四七汤加芎、归。怒动火者,加味小柴胡汤。若胎已死,急用平胃散加朴硝腐化之。(《女科证治准绳·胎前门》)

张叔承曰:气血旺,脾胃和,胎自无虞。一或有乖,其胎即堕,以胎全赖气血以养。气血又藉脾胃饮食化生。如胎妇脾胃不和,食不甘美,急宜酌量调理。有因饮食不节而致者,有郁结伤中而致者,诊脉审证,理脾进食为要。

丹溪曰：因火动胎，逆上作喘者，急用条实黄芩、白术、香附之类。俗以黄芩寒而不用，反谓温热养胎，殊不知人之怀孕，如钟悬在梁，梁软则钟坠。用白术益脾以培万物之母，条芩固中气泻火，能滋子户之阴，使火不妄动。兴其利而除其害，其胎自安，所以为安胎之圣药也。缩砂安胎，以其止痛行气故耳。劳神动怒情欲之火，俱能坠胎。推原其本，皆因于热火能消物，造化自然。古方谓风冷伤于子宫而堕，未达病情者也。如惯坠之妇，或中气不调，食少，且不必养血，先理脾胃，次服补中益气汤，使血气自生。左脉微弱，身痛夜热，腰痛胎不安，属血虚，四物加杜仲、芩、术、秦艽。右脉寸关大而无力，似滑而不流利，倦息惰于言语，属气虚，补中益气汤加山药、杜仲、子芩。两手脉具弱，胎常坠，属气血虚，八珍汤加山药、杜仲、续断、芩、术。如有扑跌所伤，逐污生新为主，佛手散神妙，腹痛加益母草，服下痛止，母子俱安。若胎已损，则污物并下，再加童便浸香附、益母草、陈皮，煎浓汁饮之。如从高坠下，腹痛下血，烦闷，加生地、黄芪补以安之。因使内腹痛，下血，加参、术、陈皮、茯苓、炙甘草、砂仁末，痛时加五灵脂一钱。（《济阴纲目·胎前门》）

去其所病（胎动不安），即是安胎之法，故安胎之方不可执，亦不可泥其月数，但当随证随经，因其病而药之，乃为至善。（《景岳全书·妇人规》）

妊娠小腹作疼，胎动不安，如有下堕之状，人只知带脉无力也，谁知是脾肾之亏乎！夫胞胎虽系于带脉，而带脉实关于脾肾。脾肾亏损，则带脉无力，胞胎即无以胜任矣。况人之脾肾亏损者，非饮食之过伤，即色欲之太甚。脾肾亏则带脉急，胞胎所以有下坠之状也。然则胞胎之系，通于心与肾，而不通于脾，补肾可也，何故补脾？然脾为后天，肾为先天，脾非先天之气不能化，肾非后天之气不能生，补肾而不补脾，则肾之精何以遽生也？是补后天之脾，正所以补先天之肾也；补先后二天之脾与肾，正所以固胞胎之气与血，脾肾可不均补乎！（《傅青主女科·妊娠》）

胎动与胎漏皆下血，而胎动则腹痛，胎漏无腹痛，故胎漏宜清热，胎动宜行气也。盖缘子宫久虚，致令坠胎，其危同于风烛，非正产之可比也。急以杜仲丸预服，亦能养胎。若胎动作痛，盖缘冷热不调，啖食毒物，或因再犯房室，伤动胎气，或呕吐胃气不调，食炙热物太过，气血相干，急服顺气安胎之剂，否则变漏，更难治矣。若母有病，以致胎动，治母则胎安，若胎不固而母受其病者，其胎必损也。（《女科正宗·胎前门·胎动不安》）

妊娠胎动,有伤仆怔触动而不安者,人皆见证施治,故无差谬。若内伤而动,所因不同,治法亦异,人多错误。虽然,要不外乎虚实寒热四端,能察其病之所由而调剂焉,自无不安者。所以安胎之方,不可执一。若泥定某经月数,按月用药,犹胶柱鼓瑟,执滞而不通矣。考安胎之药,方书多用清凉,然间有宜用温补者,不可不知。如虚而不安者,或冲任不足,受胎不实,或脾胃气虚不能提固,又或由色欲劳倦、饮食七情所伤,务须分别在气在血,虚热虚寒,或假寒假热,察其所由,随其疾苦而调之,虚者补之,治无不效,仍加戒慎可也。如实而不安者,或由食滞、气滞,或由于郁怒伤肝,郁结伤脾,触动血脉不安,须察其由而开之导之可也。如寒而不安者,或吐酸呕恶,喜热畏寒,下寒泄泻,或惯于小产,虚寒滑脱,屡用清补安胎而不效,脉必现沉微细弱,此属阳虚寒证,宜用温中安胎可也。余内人屡患小产,即远房帏,慎起居,择专门女科调治,总皆罔效。余虽稍通医理,奈因王事鞅掌,焉能如业医者之临证多而机神熟耶。爰专任于医,乃屡安而屡堕,前后凡五次。比观其方,不过清热养胎,补气血、涩滑脱而已。迨后复有孕,余自诊视,其脉微弱,及时大补,至七十日,如期而仍下血,腰酸而腹不痛。此正合产书云:胎动胎漏,皆能下血,胎动腹痛,胎漏腹不痛。胎动宜调气,胎漏宜清热。然前已用清热效,余因而思及小产既多,阴血虚寒而滑脱,阳气虚寒而不固,爰用温中之法,以姜炭、桂炭加于参、术、归、芪、地、续、胶、艾之中,又取红见黑止之义,不数剂而血止胎安矣。因悟及古人之治恶阻,必用二陈、六君、生姜、半夏之属而愈,则知胎亦有用温中而安者,概可征矣。若夫胎热而不安,或烦热渴燥,或漏血溺血,或信用暖补之药,反受其害,动而不安,须用清热养血可也。此虚实寒热之各异如此。但有因母病而胎动者,治其母病,而胎自安。有因胎动而及母病者,当安其胎,则母病自愈矣。凡胎动而轻,转动不安,或微见血,察其不甚者,速用安胎饮安之。若腹痛腰酸下坠,势若难留者用佛手散。胎未损,服之可安;已损,服之可下。下后,随证调补之。医者当细心详审,圆机活法以施治,庶得保全八九。若漫执一偏之见,虚其虚而实其实,岂非欲留而反驱之,其能无惭于衾影耶。考之《保产》内有云:妊娠受胎两三个月,胎动不安,盖由子宫久虚,血海虚羸,多令胎堕,其危同于风烛,非正产可比。若妊娠曾受此苦,可急用杜仲丸预服以保胎元。余常遵丹溪先生定安胎饮诸方,治孕妇虚弱,胎气不安,饮食不美,常多小产,或腹痛、腰酸疼痛等证甚效。又曾用黑白安胎散

一方,以救贫乏之人,每治胎动奇验。今再择备用诸方,加减用法于后,便于随证去取耳。(《胎产心法·胎动安胎论》)

凡妊娠经水,壅之以养胎,蓄之以为乳。其冲任气虚不能约制,故月水时下,名曰"胞漏",血尽子死。然亦有妊娠血盛,月信常来而胎不动,俗呼狗儿胎也。若以漏胎治之,则胎必堕。若不以漏胎治之,其胎未必堕。亦有脉见滑数,而别无风热病,经脉如常,但较前略少,此因胎小血盛有余而然,俟迟至三四月外,儿大能饮,经脉自止。今常见怀胎七八月而生子者,人但以血止为度,谓之不足月,然其受胎于未止之前,至此而足月,人实不知也。又有壮盛孕妇,按月去血点滴,若无腰酸胎动,不须服药。此血气强盛,孕至四五月后自然经止。如孕妇虚羸,腰常酸痛并胎动,而按月下血点滴,或下血不止,此非血有余,乃胎漏也,宜服加味补中安胎饮。又云胎漏多因于血热,然亦有气虚血少,服凉药而下血益甚、食少体倦者,此脾气虚而不能摄血也,宜归脾等方加减,当以脉候察之……凡治胎漏者,当预培其根,宜用千金保孕丸。又有止漏绝神丹,治漏胎甚效……有胎漏黄浆,或如豆汁,胎动腹痛,乃肝脾湿热,用升阳除湿汤。(《胎产心法·胎动安胎论》)

女人之血,无孕时,则为经水,有孕时,则聚之以养胎。蓄之为乳汁。若经水忽下,名曰漏胎。血沥尽,则胎不保矣。大法:若因风热动血者,用四物汤,送下防风黄芩丸。若因血虚,用本方加茯神、阿胶、艾叶。若因怒动肝火,用加味逍遥散。若去血太多,用八珍汤。如不应,用补中益气汤。凡脾虚下陷,不能摄血归经者,皆宜补中益气。假如气血俱盛而见红者,乃儿小饮少也,不必服药。(《医学心悟·胎漏》)

胎漏者,即怀孕见红也。有两说:胎已动而见血者,即是小产之候,大剂补中益气汤,去柴胡加阿胶、杜仲、续断。艾叶,十中可保一二;其胎不动而漏血者,即是篇中所列各症;因风一条,必须实有鼻塞声重、项脊强痛者,而后防风可用,怒动肝火一条,只宜女贞、白芍,多加阿胶,肝柔则血自止,逍遥散中有香附,不可轻施也。以后各条,皆系良法,宜恪遵之。胎期肺胃多热,实有因血热而妄行者,黄芩、丹皮,皆可酌用。(《医学心悟杂症要义·胎动不安》)

胎前大约以凉血顺气为主,而肝、脾、胃三经,尤为所重。因肝藏血,血以护胎,肝血失荣,胎无以荫矣;肝主升,肝气横逆,胎亦上冲矣。胎气系于脾,如寄生之托于苞桑,女萝之施于松柏,脾虚胎无所附,滑堕难免矣。胃为水谷之海,妊妇全赖水谷之精华以养胎,如兵家饷道,不容一刻缓也。其余有邪去邪,有火去火,阴虚清滋,阳虚温补,随机应变,法尽善矣。(《临证指南医案·胎前》)

胎动宜调气,胎漏宜清热。然子宫久虚,多令坠胎,其危同于风烛,非正产可比,急以杜仲丸预服,以保胎元。(《冯氏锦囊秘录·女科精要》)

陈自明曰:妊娠将养如法,则气血调和,胎得其所而产亦易。否则胎动气逆,临产亦难,至危矣,此谓胎气上逼也。又曰:有惊胎者,怀妊将满,胎神已具,坠扑伤胎,甚至下血不省。若欲验其子母安否,当参胎动不安方论治之。若钩藤汤、紫苏饮、归脾汤、佛手散,随症选用。又曰:胎动不安,重者必致伤坠,若面赤舌青,是儿死也,面青舌赤,是母死也。唇口色青,两边沫出,子母俱死也。当察而治之。

严用和曰:两三月胎动,由子宫久虚,易令堕胎,预服杜仲圆以养胎。若胎动腹痛易变漏胎,宜如圣汤。又曰:心神怔悸,睡中多惊,两胁胀,腹满连脐急痛,坐卧不宁,气急逼迫,皆由气闷,或为喧呼,至令胎惊,筋骨伤痛,四肢不安,急服大圣散。

朱震亨曰:产妇因火动胎,逆上作喘急者,急用条芩、香附之类为末服之。又曰:漏胎属气虚有热,四物加阿胶、白术、条芩、香附、砂仁、糯米。

李梴曰:胎动因七情气逆,心腹胀满疼痛,紫苏饮。因外感发热,头痛呕逆,胸胁胀满,安胎饮加柴胡、大腹皮。气血虚,安胎饮倍参、术。下血者,胶艾芎归汤加砂仁、秦艽、卷柏、杜仲。下血腹痛难忍,或下黄汁如漆如豆汁者,用野苎根、金银花根各五钱酒煎。下血产门痛,黄连末一钱酒下。胎动腹痛,由于寒,理中加砂仁、香附;由于热,黄芩汤;血虚腹痛,四物汤,或平胃散加盐煎汤吞二宜丸;气虚痛,四君子汤加白芍、当归。气实心腹胀痛,香附、枳壳等分为末白汤下。胎动心痛,因寒,艾叶、小茴、川楝等分煎;因热,二陈去半夏加山栀、黄芩。又曰:胎动,通用古芩术汤加阿胶。风邪加姜、豉,寒加葱白,热加花粉,寒热加柴胡,项强加葱白,温热腹痛加白芍,腹胀加厚朴,下血加艾、地榆,腰痛加杜仲,惊悸加黄连,渴加麦冬、乌梅,思虑太过加茯神,痰呕加旋覆花、贝母,或酌用半夏曲,劳役加黄芪,气喘去术加香附,便燥加麻仁,素惯难产加枳壳、苏叶,素惯堕胎加杜仲,素血虚加芎、归。此安胎之圣药也。凡卒有所下,急则一日三五服,缓则五日、十日一服。常服安胎易产,所生男

女,又无胎毒。(《女科玉尺·胎前》)

妇人受妊,则碍脾运化。迟则生湿,湿则生热,热则血易动,血动则胎不安。犹风撼其木,人折其枝也。火能消物造化自然之理,故胎之堕也,属虚属热者常多,治宜清热养血。若素惯半产者,宜金匮当归散[黄芩、白术(蜜炙)、当归、川芎、白芍各一两]。脾虚而血热者,宜四圣散[条芩、白术(蜜炙)、砂仁(炒)、阿胶(炒珠)]。肝肾虚而血热者,宜凉胎饮。肝脾虚而血热者,宜固阴煎。若素禀虚弱或值天行炎热,或患热证病,愈后而胎有不安者,宜芩术汤黄芩、白术为安胎之圣药,盖为血热胎不安者言也。(《竹林女科证治·安胎》)

凡妊娠二三月,胎动不安者,盖因子宫久虚,气血两弱,不能摄元养胎,致令不安欲堕。(《胎产秘书·胎前总论》)

妊妇胎动不安,由起居失时,饮食失常,或因寒气搏其冲任之脉,或因跌扑损伤,或因叫号动怒,或脾胃虚弱,皆能动胎。若因母病而致胎动者,母病愈而胎安也。若因胎动而致母病者,安其胎而母病愈也。更当审望其色,面赤舌青者,胎死腹中也。面青舌赤者,子母难全也。此诊妊妇之要法。一切胎动之病,不必另决安胎之法,余以加减安胎饮为主。凡六淫外受,欲害胎气者,以治六淫之品,按邪加入。惟跌扑损伤有害胎元,宜加减安胎饮内更加青木香六分、川续断三钱可也。右录景岳安胎散方。亦可选用。(《医方简义·胎动不安论》)

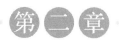

特 色 方 剂

第一节 经典名方

一、胎漏

1. 桂枝茯苓丸（《金匮要略·妇人妊娠病脉证并治》）

【组成】桂枝、茯苓、牡丹（去心）、桃仁（去皮、尖）、芍药各等分。

【主治】妇人宿有癥病，经断未及三月，而得漏下不止，胎动在脐上者，为癥痼害。

【用法】上五味，末之，炼蜜和丸，如兔屎大，每日食前服一丸，不知加至三丸。

2. 漏胎方（《外台秘要·妊娠漏胞方》）

【组成】生地黄，干姜。

【主治】妊娠下血不止，及腹内冷者。

【用法】上两味等分，同煎服。

3. 漏胎方 1（《经效产宝·妊娠漏胎下血方论》）

【组成】甘草三两，黄芪二两，人参二两，白术二两，芎䓖二两，干地黄二两，吴茱萸二两。

【主治】胎数落而不结实，或冷或热。

【用法】上为末，空腹酒调二钱。忌菘菜、醋等物。

4. 漏胎方 2（《经效产宝·妊娠漏胎下血方论》）

【组成】生地黄汁一两，酒五合。

【主治】漏胎下血不止，胞干即死，宜急治之。

【用法】上同煎三五沸，分三服，频吃，瘥。

5. 漏胎方 3（《经效产宝·妊娠漏胎下血方论》）

【组成】生干地黄为细末。

【主治】妊娠下血不止,血尽子死。

【用法】上酒服方寸匕,日三服,夜一服,即愈。

6. **漏胎方 4**（《经效产宝·妊娠漏胎下血方论》）

【组成】阿胶三两（炙）。

【主治】无故卒下血不绝。

【用法】上清酒一升半,煎取一升,顿服。

7. **漏胎方 5**（《经效产宝·妊娠漏胎下血方论》）

【组成】生地黄八两。

【主治】漏胎。

【用法】上捣碎,以酒浸,绞去滓,分两服,以止为度。

8. **漏胎方 6**（《经效产宝·妊娠漏胎下血方论》）

【组成】干地黄五两,干姜五两。

【主治】妊娠下血如月信来,若胞干则损子伤母。

【用法】上以水六升,煎取二升,下蜜少许,更煎两沸,分二服。

9. **十二味安胎饮**（《陈素庵妇科补解·妊娠漏胎方论》）

【组成】当归,熟地,白芍,黄芪,人参,茯神,白术,牡蛎,阿胶,枣仁,麦冬,甘草。

【主治】漏胎。

【方论】漏胎与下血不同,或因久病气血两亏渐积所致,或因男女多欲所致,但妊娠全赖诸经血以养胎,漏而不已,胎必受损,母亦致病,痨瘵之所由生也。是方气血交补,冲任得调,四物去川芎,四君苓换神,大有深意。而茯神、牡蛎、阿胶、枣仁、麦冬安神养心,补血安胎,固脱助肾大有奇功。

10. **止漏散**（《女科百问·第五十五问》）

【组成】熟地四两,干姜二两。

【主治】妊娠漏胞。

【用法】上为细末,每服二钱,空心,米饮调下。

11. **文仲安胎寄生汤**（《妇人大全良方·妊娠门》）

【组成】桑寄生、白术各五分,茯苓四分,甘草十分。

【主治】血流下方。

【用法】上切,以水五升,煮取二升半,分三服。若人壮者,可加芍药八分,足水二升;若胎不安,腹痛,端然有所见,加干姜四分即安。忌海藻、菘菜、酢物、桃、李、雀肉等。崔氏、《小品》《经心》同。

12. 漏胎方 1《《妇人大全良方·妊娠门》》

【组成】续断八分,艾叶六两,当归六两,干地黄六两,竹茹四钱,阿胶四钱,鸡苏四钱。

【主治】妊妇三四个月,腹痛时时下血。

【用法】上以水一升,煎取六合,去,空心再服。隔日更服。

13. 漏胎方 2《《妇人大全良方·妊娠门》》

【组成】川芎八分,桑寄生四分,当归十二分。

【主治】妊娠六七个月,忽胎动下血,腹痛不可忍。

【用法】上以水一升,煎取八合,下清酒半升再煎,取八合,分三服,如人行五六里再服。

14. 漏胎方 3《《妇人大全良方·妊娠门》》

【组成】当归一两,川芎一两,阿胶一两,炙人参一两,大枣二十个。

【主治】《广济》主安胎,胎病,漏血,腹痛。

【用法】上切,以水三升,酒四升,煮取二升半,分三服。五日一剂,频服三四剂,无所忌。

15. 漏胎方 4《《妇人大全良方·妊娠门》》

【组成】生艾,阿胶,生蜜。

【主治】妊娠忽下血,胎上冲心,手足逆冷。

【用法】用生艾汁二盏,入阿胶、生蜜各二钱,煎至一盏半,稍热服。如无生艾,浓煎熟艾汁。

16. 漏胎方 5《《妇人大全良方·妊娠门》》

【组成】鹿角半两,细当归半两(锉)。

【主治】妊娠忽然下血,腰痛不可忍。

【用法】只作一服。以水三盏,煎至一半,空心,食前顿服,不过二服即安。

17. 漏胎方 6《妇人大全良方·妊娠门》

【组成】阿胶一两,炒艾叶灰半两。

【主治】妊娠忽然下血,腰痛不可忍。

【用法】上为细末,空心,糯米饮调下二钱。

18. 漏胎方 7《妇人大全良方·妊娠门》

【组成】生干地黄。

【主治】妊娠下血不止,血尽子死。

【用法】生干地黄为末,酒服方寸匕,日三夜一即愈。不过三服,良。

19. 漏胎方 8《妇人大全良方·妊娠门》

【组成】阿胶三两,用清酒一升半。

【主治】妊娠无故卒然下血不绝方。

【用法】煎取一升,顿服。

20. 固胎散《松厓医径·胎前》

【组成】条芩五钱,白术一两,砂仁(炒),阿胶珠三钱。

【主治】胎漏。

【用法】上为细末,每服二钱,煎艾汤调下。

21. 郑氏人参散《女科证治准绳·胎前门》

【组成】人参五钱,黄芪五钱(炙),阿胶(炒)五钱,竹茹半钱,木香半钱,炙甘草半钱,附子(炮)半钱,川芎二钱半,陈皮二钱半,苎根二钱半,生姜(炮黑)三钱。

【主治】漏胎,败血凑心,日渐胎干,子母危困。

【用法】上㕮咀,每四钱,糯米三七粒,水煎热服,忌生冷、鸡、鸭、鱼、面。

22. 二黄散《女科证治准绳·胎前门》

【组成】生地黄、熟地黄等分(锉)。

【主治】胎漏。

【用法】水三盏,煎半干,去滓服。

23. 漏胎方 1《女科证治准绳·胎前门》

【组成】阿胶二两,生地黄半斤。

【主治】胎漏下血。

【用法】阿胶捣末,生地黄捣取汁,以清酒三升,绞汁,分三服。

24. 漏胎方 2《女科证治准绳·胎前门》

【组成】生地黄汁一升,陈酒五合。

【主治】胎漏下血不止,胎干即死,宜急治之。

【用法】上同煎三五沸,温三服,以止为度。

25. 地黄汤《女科证治准绳·胎前门》

【组成】生地黄酒擂取汁,半两,薄荷三钱,甘草一钱。

【主治】经血妄行,及鼻衄不止。

【用法】上二味为末,新汲水合地黄汁调,食后服。

26. 枳壳汤(保命枳壳汤)《女科证治准绳·胎前门》

【组成】枳壳半两,黄芩半两,白术一两。

【主治】妇人胎漏下血,及因事下血,亦进食和中,并治恶阻。

【用法】上为粗末,每服七,水一盏,七分,食前服。

27. 子芩丸(子芩散)《女科证治准绳·胎前门》

【组成】细条黄芩。

【主治】肝经有热,妄行下血。

【用法】炒为末,每服一钱,以秤锤烧赤,焠酒热调服,若脾胃虚不用。

28. 防风丸《女科证治准绳·胎前门》

【组成】防风。

【主治】肝经有风,以致血崩、血得风而流不归经。

【用法】用防风为末,每服一钱,白汤调服。

29. 防风黄芩丸《女科证治准绳·胎前门》

【组成】条芩(炒焦)、防风,等分。

【主治】肝经有风热,致便血、尿血。

【用法】为末,酒糊丸桐子大。每服三五十丸,食远或食前米饮或温酒送下。

30. 桂枝茯苓丸方《女科证治准绳·胎前门》

【组成】桂枝、茯苓、牡丹(去心)、桃仁(去皮尖)、芍药,各等分。

【主治】胎下血不止。仲景云：妇人宿有癥病，经断未及三月，而得漏下不止，胎动在脐上者，为害。妊六月动者前三月经水利时胎。下血者后断三月也。所血不止者，其不去故也。当下其癥，桂枝茯苓丸主之。

【用法】上五味末之，炼蜜和丸如兔屎大。每日食前服一丸，不知，加至三丸。

31. 榆白皮散《女科证治准绳·胎前门》

【组成】榆白皮二钱，葵根二钱，瞿麦二钱，大麻仁（去壳）一钱，木通一钱，牛膝（去芦，酒浸）一钱半。

【主治】妊孕胎漏去血，恐其难产，常宜服之。

【用法】上作一服，水二盅，煎至一盅，不拘时服。

32. 加减固胎饮子《宋氏女科秘书·妊娠门》

【组成】白艾一钱，熟地一钱，川芎一钱，条芩一钱，白芍一钱，阿胶一钱，白当归一钱五分，白术一钱五分，甘草三分，加茯苓、桑寄生，名安胎饮。

【主治】怀孕血漏者，是气血两虚，腹中温热。或为风邪下陷血分使然，不必分治。急宜大补清热。不然，胎干不动，奔上冲心矣。

【用法】如果气虚不能固守者，加人参一钱。如觉有痰下堕者，升麻三分，制半夏八分。如觉有风者，加荆芥穗一钱。如觉心手热甚者，加黄芩八分、生地一钱。

33. 川芎汤《宋氏女科秘书·妊娠门》

【组成】当归五钱，川芎五钱。

【主治】胎漏下血不止，或心胀痛，一服立效。

【用法】共作一剂，煎用酒，入童便一盏，同服。

34. 紫苏汤《邯郸遗稿·妊娠》

【组成】紫苏，桑皮，桔梗，甘草，茯苓，陈皮，五味子，大腹皮，草果，生姜，盐。

【主治】怀妊之后，经水虽不多，虚热而下者。以紫苏汤加黄芩、白术、阿胶、砂仁。

【用法】水煎服。

35. 胶艾四物汤（《产鉴·胎漏》）

【组成】当归，黄芩（酒炒），白芍（酒炒），白术（土炒），熟地黄（姜汁炒），艾叶少许，砂仁（炒），香附（童便炒黑），真阿胶（蛤粉炒珠）。

【主治】胎漏属气血虚有热。

【用法】上锉一剂，用粳米同煎服。

36. 芎归汤（《产鉴·胎漏》）

【组成】当归尾五钱，南川芎五钱。

【主治】胎漏下血不止，或心腹胀满，一服立效。

【用法】上锉一剂，黄酒煎，临卧服，入童便一盏，即止。

37. 当归寄生汤（《济阴纲目·胎前门》）

【组成】当归一钱，川芎一钱，艾叶一钱，白术一钱，人参二钱，桑寄生二钱，续断二钱，熟地黄二钱。

【主治】妊娠胎漏，非时下血。

【用法】上水煎，空心温服。

38. 四圣散（《景岳全书·妇人规》）

【组成】条芩、白术、砂仁、阿胶各等分。

【主治】漏胎下血。

【用法】上为细末，每服二钱，艾汤调下。一方有芍药，无阿胶。按：此方若改为汤，砂仁用当减半。

39. 胎元饮（《景岳全书·妇人规》）

【组成】人参随宜，当归二钱，杜仲二钱，芍药二钱，熟地二三钱，白术一钱半，炙甘草一钱，陈皮七分（无滞者不必用）。

【主治】补肾固胎。妇人冲任不足之胎漏。症见妊娠初期，阴道少量流血，胎动下坠，舌淡红，质稀薄，神疲肢倦，心悸气短，舌质淡，苔薄白，脉细滑无力。

【用法】水二盅，煎七分，食远服。或间日，或二至三日，常服一至二剂。

【方论】方中人参、白术、炙甘草健脾益气，白芍、熟地黄补精养血，杜仲固肾安胎，陈皮理气和中，使熟地黄补而不滞。方中当归虽能养血，但以行为养，恐有加重出血之嫌，故去而不用。全方补气又养血，固肾而安胎。

40. 加味补中安胎饮《绛雪丹书·胎症》

【组成】白术，当归，人参，熟地，生地，阿胶，白芍，条芩，续断，炙草。

【主治】胎漏。

【用法】水煎服。

41. 助气补漏汤《女科仙方·妊娠》

【组成】党参一两，白芍(酒炒)五钱，益母草一钱，续断二钱，黄芩(酒炒)三钱，甘草一钱，生地三钱(酒炒)。

【主治】补其气之不足而泻其火之有余。胎漏。

【用法】水煎服。

【方论】此方用党参以补阳气，用黄芩以泻阴火。火泄则血不热，而无欲动之机。气旺则血有依，而无可漏之窍。气血俱旺而和协，自然归经而各安其所矣，又安有漏泄之患哉！补血不用当归妙。

42. 柴胡山栀散《灵验良方汇编·胎漏》

【组成】丹皮，柴胡，山栀，川芎，当归，芍药，甘草，牛蒡子，白术。

【主治】肝火导致胎漏。

【用法】水煎服。

43. 加减保元丸《灵验良方汇编·胎漏》

【组成】当归三两，川芎一两，陈皮一两，熟地四两，白术四两，杜仲四两，阿胶、条芩、益母草、续断、香附(酒、醋、盐水、童便各浸三日，各二两)。

【主治】血下如同月水来。

【用法】水煎服。

44. 加味补中安胎饮《胎产心法·胎漏并小产论》

【组成】人参一钱，白术(土炒)二钱，当归(酒洗)二钱八分，川芎八分，黄芩八分，紫苏四分，陈皮四分，砂仁(碎)四分，炙草四分。

【主治】因劳而气血虚，或喜食博炙热物过多而致胎漏。

【用法】姜一片，水煎服，渣再煎。

45. 增损八物汤《胎产心法·胎漏并小产论》

【组成】人参，白术(土炒)，归身(酒洗)，白芍，熟地，艾叶，条芩，黄柏，知母,阿胶,蒲黄(炒成珠,去蒲黄不用),炙草,各等分。

【主治】妊娠漏胎,气血两虚,胎中有热,下元不固者。

【用法】姜枣引,水煎食远服。兼用杜仲丸。

46. 止漏绝神丹(《胎产心法·胎漏并小产论》)

【组成】白术(土炒)五钱,熟地一两,三七根末三钱。

【主治】胎漏下血,安胎更妙。

【用法】水煎服。

【方论】此方妙在三七末,乃止血之神品,故用之奏效。

47. 益母四物汤(《竹林女科证治·安胎》)

【组成】熟地黄、当归、白芍、川芎、益母草、黄芩(酒炒)、黄连(姜汁炒)、白术(白蜜炙)各一钱。

【主治】胎漏,内热作渴者。

【用法】水煎,食前服。

48. 加味三补丸(《竹林女科证治·安胎》)

【组成】黄芩一钱(酒炒),黄连一钱(酒炒),黄柏一钱(酒妙),香附一钱(制),白芍一钱(酒炒)。

【主治】胎漏,血黑成片者。

【用法】水煎,温服。

49. 胶芩四君汤(《竹林女科证治·安胎》)

【组成】人参一钱,白术(蜜炙)一钱,茯苓一钱,甘草炙一钱,阿胶(炒珠)一钱,黄芩(酒炒)一钱,姜三片,枣二枚。

【主治】胎漏气虚者。

【用法】水煎服。

50. 香砂四物汤(《竹林女科证治·安胎》)

【组成】熟地黄一钱,当归一钱,白芍一钱,川芎一钱,阿胶(炒珠)一钱,条芩一钱,砂仁五分,香附(炒黑)五分,艾叶五分,糯米一撮。

【主治】胎漏气虚有热者。

【用法】水煎服。

51. 加味枳壳汤（《竹林女科证治·安胎》）

【组成】白术（蜜炙）一钱，熟地黄一钱，生地黄五分，枳壳（麸炒）五分，黄芩炒五分。

【主治】劳役下血胎漏者。

【用法】水煎服。如未效加当归一钱。

52. 芎归补血汤（《竹林女科证治·安胎》）

【组成】黄芪一钱半（蜜炙），当归一钱半，白芍一钱半，白术（蜜炙）一钱，阿胶（炒珠）一钱，五味子（杵）一钱，干姜一钱（炮），人参五分，杜仲五分（盐水炒断丝），炙甘草五分。一方有木香五分。

【主治】劳役感寒以致气虚欲堕者。

【用法】水煎服。

53. 二妙煎（《竹林女科证治·安胎》）

【组成】熟地黄（炒）二钱，干姜（炮）二钱。

【主治】漏血如月经，以致胞干，子母俱损者。

【用法】为末，米饮调服。

54. 黄芪汤（《竹林女科证治·安胎》）

【组成】黄芪二两，糯米一合（《妇人大全良方》有川芎）。

【主治】漏下黄汁如豆汁甚多者。

【用法】水煎服。

55. 徙薪饮（《竹林女科证治·安胎》）

【组成】陈皮八分，黄芩二钱，麦冬（去心）一钱五分，白芍一钱五分，黄柏、茯苓各一钱五分，牡丹皮一钱五分。

【主治】火热迫血妄行，胎漏热甚者。

【用法】水煎，食远温服。如郁气逆肝，胁痛动血者，加青皮、山栀仁（炒黑）各一钱。

56. 四妙散（《竹林女科证治·安胎》）

【组成】当归二钱，川芎一钱，白术（蜜炙）一钱，黄芩一钱。

【主治】母气壮盛，身无所苦，而月经如常漏下者。

【用法】水煎，食远服。如未效加阿胶炒珠，一钱。

57. 寄生散《胎产秘书·胎漏下血》

【组成】寄生、川断、阿胶、香附（黑）、人参、白术、川芎，各等分。

【主治】胎漏。

【用法】加生姜五片，水煎服。

58. 参归饮《胎产秘书·胎漏下血》

【组成】人参一钱，当归一钱，寄生一钱，怀生一钱，怀熟一钱，条芩一钱，香附一钱，茯苓一钱，阿胶一钱，川芎五分，生甘草五分，白芍二分，黄芪一钱半，黄杨叶三片，生姜二片。

【主治】胎漏。

【用法】水煎服。甚者日进一剂。

59. 阿胶济阴汤《胎产秘书·胎漏下血》

【组成】阿胶一钱，白术一钱，地黄一钱，白芍一钱，当归一钱，川芎一钱，砂仁带壳五分，条芩一钱半，蕲艾一钱半，香附八分，炙甘草五分。

【主治】胎漏。

【用法】黏米一撮，水二汤碗，煎至一碗，温服。如下血块加地榆，腰痛加杜仲，触患胞胎，加金银花，须一日一夜三服，以防败血攻心。如血不止，加川断二钱，炒黑荆芥一钱五分，黑大豆四十九粒。如因伤瘀而痛怕按者，加桂心三四分。

60. 保产无忧散《胎产秘书·胎漏下血》

【组成】生绵芪二钱半，归身（酒炒）一钱，川芎一钱，甘草一分，菟丝饼二钱，羌活七分，厚朴（姜汁炒）七分，枳壳（面炒）六分，蕲艾（醋炒）七分，荆芥穗一钱，川贝一钱，白芍（酒炒），冬月八分，夏月一钱。

【主治】胎漏。

【用法】日进二剂，亦可。此方兼可催生，如不见血，加生姜二片。

61. 四圣散《不知医必要·胎漏》

【组成】条芩一钱五分，白术（净）二钱，阿胶（蛤粉炒珠）三钱，砂仁（杵）六分，艾叶五分。

【主治】内有热而胎漏下血。

二、胎动不安

1. **当归散**（《金匮要略·妇人妊娠病脉证并治》）

【组成】当归、黄芩、芍药、芎劳各四两，白术半斤。

【主治】妊娠常服，即易产，胎无苦疾。产后百病悉主之。

【用法】上五味杵为散，酒饮服方寸匕，日再服。

2. **当归芍药散**（《金匮要略·妇人妊娠病脉证并治》）

【组成】当归三两，芍药一斤，茯苓四两，白术四两，泽泻半斤，芎劳半斤（一作三两）。

【主治】妇人怀娠，腹中疙痛。

【用法】上六味，杵为散，取方寸匕，酒和，日三服，水煎服。

3. **芍药汤**（《备急千金要方·妇人方》）

【组成】芍药四两，生姜四两，厚朴二两，甘草三两，当归三两，白术三两，人参三两，薤白（切）一升。

【主治】妊娠八月，中风寒，有所犯触，身体尽痛，乍寒乍热，胎动不安，常苦头眩痛，绕脐下寒，时时小便白如米汁，或青或黄，或使寒栗，腰背苦冷而痛，目晀晀，芍药汤主之方。

【用法】上八味咬咀，以水五升、清酒四升合煮取三升，分三服，日再夜一。一方用乌雌鸡煮汁，以煎药。

4. **葱白汤**（《备急千金要方·妇人方》）

【组成】当归、川芎、续断各三两，阿胶二两，葱白切，一升。

【主治】妊娠胎动不安，腹痛。

【用法】上五味，咬咀，以水一斗，先熬银六七两，取七升去银，内药取二升半，下胶令烊，分三服，不瘥，重作。

5. **胎动不安方**（《备急千金要方·妇人方》）

【组成】艾叶三两，阿胶三两，川芎三两，当归三两，甘草一两（《肘后备急方》不用川芎）。

【主治】妊娠二三月上至八九月，胎动不安，腰痛。

【用法】上五味㕮咀,以水八升煮取三升,去滓,内胶令消,分三服,日三。

6. 胎动不安方 (《备急千金要方·妇人方》《外台秘要·妊娠胎动方》)

【组成】川芎、当归、青竹茹各三两,阿胶二两。

【主治】妊娠动胎去血,腰腹痛方。

【用法】上四味㕮咀,以水一斗半煮银二斤,取六升,去银内药,煎取二升半,内胶令烊,分三服。不瘥重作。一方用甘草二两。

7. 旋覆花汤方 (《外台秘要·妊娠胎动方》)

【组成】旋覆花一两,厚朴三两半,白术三两半,黄芩三两半,茯苓三两半,枳实三两半,夏芍药二两,生姜二两。

【主治】妊娠六七月,胎不安。

【用法】上九味㕮咀,以水一斗煮取二升半,分五服,日三夜二,先食服。

8. 安胎止痛汤方 (《外台秘要·妊娠胎动方》)

【组成】当归一两,阿胶(炙)一两,干地黄一两,黄连一两,芍药一两,鸡子一枚,秫米一升。

【主治】妊娠重下,痛引腰背。

【用法】上七味切,以水七升搅鸡子令相得,煮秫米令如蟹目,沸,去滓,纳诸药煮,取三升,分四服。忌芜荑(《经心录》同)。

9. 胎动不安方 (《外台秘要·妊娠胎动方》)

【组成】当归三两,葱白(切)一升,芎劳三两,艾叶二两,鹿角胶(炙)二两,苎根三两。

【主治】妇人妊娠动胎,腰腹痛及血下方。

【用法】上六味切,以银汁一斗,煮取三升,绞取滓,纳胶上火,胶烊分三服,服别相去如人行六七里,未好瘥,停一日更进一剂,无所忌。

10. 小品苎根汤 (《外台秘要·妊娠胎动方》)

【组成】苎根二两,干地黄二两,当归一两,芍药一两,阿胶(炙)一两,甘草(炙)一两。

【主治】劳损动胎腹痛去血,胎动向下方。

【用法】上六味,切,以水六升煮取二升,去滓,内胶烊,分三服。忌海藻、菘菜、芜荑。

11. **《集验》胶艾汤方**《外台秘要·妊娠胎动方》

【组成】当归二两,芎䓖二两,甘草(炙)二两,阿胶(炙)二两,芍药二两,艾叶三两,干地黄四两。

【主治】妊娠二三月上至七八月,顿仆失踞,胎动不安,伤损腰腹,痛欲死,若有所见,及胎奔上抢心,短气,胶艾汤方。

【用法】上七味切,以水五升好酒三升合煮,取三升,去滓纳胶,更上火令胶烊,分三服,日三,不瘥更作。忌海藻、菘菜、芜荑。

12. **胎动不安方 1**《经效产宝·妊娠安胎方论》

【组成】好银煮,取水。

【主治】胎动不安。

【用法】上着葱白作羹,食之佳。

13. **胎动不安方 2**《经效产宝·妊娠安胎方论》

【组成】当归三两,芎䓖六两。

【主治】胎动下血,心腹绞痛,儿在腹,死活未分,服此药,死即下,活即安,极妙。

【用法】上水四升,酒三升,煮取三升,为三服。

14. **胎动不安方 3**《经效产宝·妊娠安胎方论》

【组成】芎䓖、当归各四两,艾叶二两,甘草一两,阿胶(炙)二两。

【主治】妊娠三二月,及七八月,胎动不安,或腰肚痛,有血下。

【用法】上水五升,煮取二升,分温三服。古方无艾叶。

15. **胎动不安方 4**《经效产宝·妊娠安胎方论》

【组成】上银一斤,水一斗,煎取七升,芎䓖四两,当归四两,阿胶三两,生地黄五两。

【主治】妊娠抢心,下血不止,腰腹痛不可忍。

16. **胎动不安方 5**《经效产宝·妊娠安胎方论》

【组成】白术三两,厚朴二两,旋覆花一两,黄芩二两,茯苓三两,生姜二两,枳壳二两,芍药(炙令黄色)二两。

【主治】妊娠五六月,胎犹不安,不常处。

【用法】上以水七升,煮取二升半,食后,分温三服。

17. 胎动不安方 6（《经效产宝·妊娠安胎方论》）

【组成】熟艾二两,葱白(切)一升,阿胶(炙)二两。

【主治】胎动不安。

【用法】上水四升,煮取一升,平分温两服。

18. 胎动不安方 7（《经效产宝·妊娠安胎方论》）

【组成】芎䓖二两,葱白(切)一升。

【主治】胎动不安。

【用法】上水七升,煮二升闰,分温三服。

19. 胎动不安方 8（《经效产宝·妊娠安胎方论》）

【组成】当归二两,干姜三两,芎䓖四两,艾叶二两。

【主治】妊娠冷热,腹内不调,致胎不安。

【用法】上水四升,煎取二升,分为四服。

20. 胎动不安方 9（《经效产宝·妊娠安胎方论》）

【组成】钩藤二两,茯神二两,人参二两,当归二两,桔梗三两,寄生一两。

【主治】妊娠八九月,或胎动不安,因用力劳乏,心腹痛,面目青,冷汗出,气息欲绝,由劳动惊胎之所致也。

【用法】上水五升,煎取二升,分为三服。忌猪肉、菘菜。若烦热加石膏五两,临月加桂心二两。

21. 胎动不安方 10（《经效产宝·妊娠安胎方论》）

【组成】竹沥。

【主治】妊娠因夫所动困绝。

【用法】上取竹沥,饮一升,立愈。

22. 胎动不安方 11（《经效产宝·妊娠安胎方论》）

【组成】当归八分,芎䓖八分,阿胶(炙)六分,人参六分,艾叶四分,大枣十二枚,茯苓十分。

【主治】妊娠被惊恼,胎向下不安,小腹痛连腰,下血。

【用法】上水四升,煮取二升,分为三服。

23. 胎动不安方 12《经效产宝·妊娠安胎方论》

【组成】甘草(炙)、当归、芎䓖、人参、阿胶各二两,葱白(切)一升。

【主治】胎动冲心,烦闷欲死,安胎止痛。

【用法】上以水七升,煎取二升,分为三服。

24. 胎动不安方 13《经效产宝·妊娠安胎方论》

【组成】粳米五升,黄芪五两。

【主治】妊娠忽黄汁下如胶,或如小豆汁。

【用法】上以水七升,煎取二升,分为四服。

25. 胎动不安方 14《经效产宝·妊娠安胎方论》

【组成】上银一斤,茅根(去黑皮,切)二升。

【主治】妊娠胎动欲落,肚痛不可忍。

【用法】上以水九升,煮银取二升,入清酒一升,同煎茅根,取二升,分为三服,立安。

26. 胎动不安方 15《经效产宝·妊娠安胎方论》

【组成】薤白(切)、一升,当归四两。

【主治】妊娠腹内冷痛,忽胎动。

【用法】上以水五升,煎取二升,作三服。

27. 胎动不安方 16《经效产宝·妊娠安胎方论》

【组成】当归四分,桑寄生四分,川芎三分,豉八合,阿胶二分,葱十四茎。

【主治】妊娠无故胎动不安,腹内绞痛,烦闷。《产宝》同。

【用法】上以水二升,煮取八合,下胶,空腹,温分二服。一方无豉,用银器煎(《集验》无寄生、豉,有续断三分。银多少先煎,后入药)。

28. 阿胶散《太平圣惠方·治妊娠胎动腹痛诸方》

【组成】阿胶(捣碎,炒令黄燥)一两,白茯苓三分,麦门冬(去心)三分,柴胡(去苗)三分,甘草(炙微赤,锉)半两,黄芩半两,当归(锉,微炒)半两,芎䓖一两。

【主治】妊娠胎动不安,心神虚烦,腹内疼痛。

【用法】上件药,捣筛为散。每服四钱,以水一中盏,入生姜半分,枣三枚,煎至六分,去滓,不计时候稍热服。

29. 生苎根散方《太平圣惠方·治妊娠胎动腹痛诸方》

【组成】生苎根(锉)一两半,阿胶(捣碎,炒令黄燥)一两半,黄芩三分,赤芍药三分,当归(锉,微炒)一两。

【主治】妊娠胎动,腹内疼痛,心神烦热,饮食少。

【用法】上件药,捣筛为散。每服四钱,以水一中盏,入枣三枚,同煎至六分,去滓,不计时候稍热服。

30. 干地黄散方《太平圣惠方·治妊娠胎动腹痛诸方》

【组成】熟干地黄一两半,干姜(炮裂,锉)半两,当归(锉,微炒)一两,人参(去芦头)三分,阿胶(捣碎,炒令黄燥)三分,甘草(炙微赤,锉)一分。

【主治】妊娠胎动,心神烦闷,腹痛不止。

【用法】上件药,捣筛为散。每服三钱,以水一中盏,入枣三枚,煎至六分。去滓,不计时候稍热服。

31. 麦门冬散方《太平圣惠方·治妊娠胎动腹痛诸方》

【组成】麦门冬(去心)一两,芎䓖一两,陈橘皮(汤浸,去白瓤,焙)一两,白茯苓一两,当归(锉,微炒)一两。

【主治】妊娠胎动,腹中疼痛,坐卧烦闷。

【用法】上件药,捣筛为散。每服四钱,以水一中盏,入生姜半分,枣三枚,煎至六分,去滓,不计时候稍热服。

32. 竹茹散方《太平圣惠方·治妊娠胎动腹痛诸方》

【组成】甜竹茹一两,当归(锉,微炒)一两,芎䓖一两,黄芩一两,甘草半两(炙微赤,锉)。

【主治】妊娠胎动不安,手足烦疼。

【用法】上件药,细锉和匀,每服半两,以水一大盏。煎至七分。去滓。食前分温二服。

33. 白术散方（《太平圣惠方·治妊娠胎动腹痛诸方》）

【组成】白术三分,草豆蔻(去皮)一两,当归(锉,微炒)一两,甘草(炙微赤,锉)半两,干姜(炮裂,锉)半两,芎䓖半两,厚朴(去粗皮,涂生姜汁,炙令香熟)一两。

【主治】妊娠腹中冷,胎动不安。

【用法】上件药,捣筛为散。每服三钱,以水一中盏,入枣三枚,煎至六分,去滓。每于食前温服。

34. 芎䓖饮子方（《太平圣惠方·治妊娠胎动腹痛诸方》）

【组成】芎䓖三分,艾叶(微炒)半两,阿胶(捣碎,炒令黄燥)三分,糯米半合,熟干地黄一两,枣五枚,青淡竹茹半两,生姜半两。

【主治】胎动不安,心神虚烦。

【用法】上件药,细锉和匀。以水二大盏,煎至一盏三分,去滓,不计时候。分温三服。

35. 令安稳方（《太平圣惠方·治妊娠胎动腹痛诸方》）

【组成】豉二合,阿胶(捣碎炒令黄燥)一两,葱白一握。

【主治】妊娠胎动。

【用法】上件药,以水一大盏半。煎至一盏,去滓,食前分温三服。

36. 心神烦闷方（《太平圣惠方·治妊娠胎动腹痛诸方》）

【组成】葱白一握,阿胶(捣碎炒令黄燥)一两,银五两。

【主治】妊娠胎动不安。

【用法】上以水一大盏半。先煎银取一盏。后入药煎至七分。去滓。不计时候。分温二服。

37. 秦艽散方（《太平圣惠方·治妊娠胎动腹痛诸方》）

【组成】秦艽(去苗)半两,甘草(炙微赤,锉)半两,鹿角胶(捣碎,炒令黄燥)半两。

【主治】妊娠胎动,烦热不安。

【用法】上件药,捣筛为散。每服三钱,以水一大盏,入糯米五十粒,煮米熟为度,去滓。不计时候温服。

38. **阿胶散**（《产育宝庆集·妊娠调养法》）

【组成】熟干地黄(细切)二两,艾叶(切,焙黄)一两,当归(切,焙)一两,甘草一两,芍药一两,川芎一两,阿胶(炙,令燥色)一两,黄芪若虚加至一两。

【主治】妊娠不问月数、深浅,因顿仆胎动不安,腰腹痛或有所下,或胎奔上刺心短气。

【用法】上为末,每服四钱。水一盏半,煎至八分,温服,若胸中冷逆气,加生姜五片、枣五枚同煎服。

39. **保安散**（《产育宝庆集·妊娠调养法》）

【组成】当归(切,焙)一两半,人参一两,阿胶(炙,令燥)半两,甘草(炙)半两。

【主治】妊娠胎气不安,心腹疼痛。

【用法】上为末,每服三大钱。一盏半,入葱白一茎拍破煎至八分,去渣,食前温服,未定再服。

40. **胶艾安胎饮**（《陈素庵妇科补解》）

【组成】阿胶,艾叶,黄芪,杜仲,川断,香附,人参,茯苓,熟地,川芎,当归,白芍,葱白。

【主治】胎动不安。

【方论】胎动不安,或左右,或上下时时转动,致使孕妇心烦不安,四物佐以杜、续则补血固肾,参、苓佐以黄芪则补气健中,然必加胶艾者,胶用井水煎炼而成,滋阴凉血,艾能调和经络。孕妇好饮酒者,湿热伤胎,宜加黄芩、葛根。或风伤胞门,宜加秦艽、防风。若用力伤筋倍加川断、杜仲。

41. **阿胶散**（《女科百问·第五十五问》）

【组成】阿胶一两,蛤粉(炒令黄)一两半,熟干地黄一两半,桑寄生一两半,龙骨三分,当归(锉,炒)一两,甘草(炙)一两,白茯苓三钱,白术一两,芎劳三钱,干姜(炮制,锉)半两。

【主治】胎动不安,及漏胎腹中痛。

【用法】上㕮咀,每服四钱,水盏半,枣三枚,煎六分,去滓热服,不拘时。

42. **桑寄生散**（《女科百问·第五十五问》）

【组成】桑寄生一两,当归(酒浸)一两,川续断(酒浸)一两,茯神(去木)

一两,川芎一两,香附一两,阿胶(蛤粉炒)一两,白术一两,人参半两,甘草(炙)半两。

【主治】妊娠胎动不安,下血不止。

【用法】上咬咀,每服四钱,水盏半,姜五片,煎七分,热服不拘时。

43. 安胎饮《女科百问·第五十六问》

【组成】缩砂不拘多少,慢火炒令热透后去皮,取仁用。

【主治】妊娠偶因所触,或从高堕下,致胎动不安,腰中疼痛,服此药后,觉胎动处热,即胎已安。

【用法】上为细末,每服三钱,热酒调下。不饮酒者煎盐艾汤调下,食前。

44. 胎动不安方1《妇人大全良方·妊娠门》

【组成】艾叶三两,阿胶三两,当归三两,川芎三两,甘草一两。

【主治】《集验方》疗妊娠二三月,上至八九月胎动不安,腹痛已有所见方。

【用法】上细切,以水八升,煮取三升,去滓,内胶令烊,三服,日三(《千金》、文仲《备急》同)。

45. 胎动不安方2《妇人大全良方·妊娠门》

【组成】阿胶、川芎、当归、青竹茹各二钱。

【主治】胎动去血、腰腹痛。

【用法】上以水十盏,纳银一斤,煮至五盏,去银,入上件药三味,煮至二盏半,去滓,入胶再煎。胶烊,分温三服,空心,自早至暮尽,未效再作。

46. 葱豉安胎方《妇人大全良方·妊娠门》

【组成】香豉(熬)一升,葱白一升,阿胶(炙)二两。

【主治】妇人怀妊,胎动不安。

【用法】先以水三升煮葱、豉,取一升;去滓入胶,再煎令烊服。一日一夜可服三四剂。

47. 钩藤汤《妇人大全良方·妊娠门》

【组成】钩藤、当归、茯神、人参各一两,苦梗一两半,桑寄生半两。

【主治】妊娠八九月胎动不安,心腹痛,面目青,冷汗出,气欲绝。此由劳动用力伤胎宫。

【用法】上为粗末,每服五大钱。水二盏,煎至一盏,去温服,无时候。忌猪肉、菘菜。烦热加石膏二两半,临产月加桂心一两。

48. 黄芪汤《妇人大全良方·妊娠门》

【组成】糯米一合,黄芪一两,川芎一两。

【主治】胎动不安,腹痛下黄汁。

【用法】上细锉,水一大盏,煎至一盏三分,温服。

49. 安胎铁罩散《妇人大全良方·妊娠门》

【组成】白药子一两,白芷半两。

【主治】胎动不安。

【用法】上为细末,每服二钱,煎紫苏汤调下。或胎热、心烦闷。入砂糖少许煎。

50. 银苎酒《妇人大全良方·妊娠门》

【组成】苎根(锉)二两,银五两,清酒一盏。

【主治】胎动不安。

【用法】上以水一大盏,煎至一大盏,去滓,分温二服。

51. 寄生汤《妇人大全良方·妊娠门》

【组成】桑寄生(洗、锉)半两,秦艽半两,阿胶半两,糯米(作粉)半两。

【主治】胎气常不安;治五个月已后胎不安。

【用法】上以新汲水三升,先下寄生、秦艽二味,煮至二升,去滓;次入阿胶、糯米再煮,约有一升止。分作三服,空心,食前、日午服之。忌酒、醋三五日。娠妇胎气至五月已后常不安者,服之必效。顷见娠妇好饮酒,食咸酸五辛,胎必动,不可不知之。

52. 秦艽汤《妇人大全良方·妊娠门》出王氏《指迷方》

【组成】秦艽,阿胶(炒),艾叶。

【主治】胎动不安。

【用法】上等分为粗末,每服五钱。水二盏,糯米百粒,煎至一盏,去滓温服。

53. 顺气饮子《妇人大全良方·妊娠门》

【组成】紫苏叶一两,木香一两(炮),人参一两,草豆蔻一两,茯苓一两,甘草半两,大腹子一两(如气弱者不用)。

【主治】产前服之安胎。

【用法】上㕮咀,每服三钱。水一盏,苎根三寸,糯米少许,煎至七分,去滓温服。

54. 安胎止痛方《妇人大全良方·妊娠门》

【组成】当归一两,阿胶(炙)一两,干地黄一两,黄连一两,芍药一两,鸡子一枚,秫米一升。

【主治】妊娠重下,痛引腰背。

【用法】上七味,以水七升,搅鸡子,令相得,煮秫米令如蟹目,沸,去滓,纳诸药,煮取三升,分四服。忌芜荑。《经心录》同。

55. 胶艾汤《妇人大全良方·妊娠门》

【组成】胶(炙)一斤,艾叶一筥。

【主治】损动,母去血腹痛方。

【用法】上二味,以水五升,煮取二升半,分三服。《经心录》同。

56. 七味阿胶散《妇人规·胎孕类》

【组成】阿胶(炒)一钱,白茯苓一钱,白术(炒)一钱,川芎一钱,当归一钱,陈皮一钱,甘草(炒)三分。

【主治】胎动腹痛。

【用法】上,姜、枣水煎服。

57. 当归芍药汤《妇人规·胎孕类》

【组成】当归一钱,芍药(炒)一钱,白术(炒)一钱,茯苓一钱,泽泻一钱,川芎二钱。

【主治】妊娠心腹急痛,或去血过多而眩晕。

【用法】上水煎服。

58. 益母地黄汤《妇人规·胎孕类》

【组成】生地二钱,益母草二钱,当归一钱,黄芪(炒)一钱。

【主治】妊娠跌坠,腹痛下血。

【用法】上姜水煎服。

59. 安胎饮《万氏女科》

【组成】条芩一钱,白术一钱,人参一钱,归身一钱,生地一钱,陈皮一钱,白芍一钱,炙甘草五分,砂仁(连壳炒,槌碎)五分。

【主治】胎动不安。

【用法】姜、枣引,食前服。

60. 杜仲丸《万氏女科》

【组成】杜仲(姜汁炒)、川续断(酒浸)各二两。

【主治】胎动不安,防其堕胎,预宜服之。

【用法】上为末。姜枣肉煮烂,杵为丸,如桐子大。每服七十丸,空心米汤下。此方宜与胡连丸同服。

61. 胡连丸《万氏女科》

【组成】条芩(沉水者)四两,白术(无油者)四两,莲肉(去心)二两,砂仁(微炒)二两,炙甘草一两。

【主治】胎动不安。

【用法】共末,用山药五两作糊为丸,米饮下。

62. 安胎和气饮《万氏女科》

【组成】归身一钱,白芍一钱,白术一钱半,黄芩一钱半,苏叶一钱半,炙甘草五分,砂仁五分。

【主治】因跌扑触动胎动不安者。

【用法】姜、枣引。水煎,食前服。

63. 永固孕汤《女科证治准绳》

【组成】地黄五分,川芎五分,黄芩五分,归身尾一钱,人参一钱,白芍药一钱,陈皮一钱,白术一钱半,甘草三钱,黄柏少许,桑上羊食藤圆者七叶,糯米十四粒。

【主治】胎动不安。

【用法】上咬咀,水煎服。

64. 安胎当归汤《女科证治准绳》《济阴纲目》

【组成】当归一两，阿胶（炒）一两，川芎一两，人参一两，大枣十二枚，艾叶一把。

【主治】若妊娠五月，举动惊愕，胎动不安，下在小腹，痛引腰胁，小便疼，下血。

【用法】上以酒水各三升，煮至三升，纳胶令烊，分三服。一方有甘草，无参、枣。

65. 立效散《女科证治准绳》

【组成】川芎、当归各等分。

【主治】妇人胎动不安，如重物所坠，冷如冰。

【用法】上为粗末，秤三钱，水煎，食前温服。

66.《女科证治准绳》胎动不安又方《女科证治准绳》

【组成】阿胶（杵碎，炒黄燥）一两，人参一两，川芎一两，白茯苓七钱半，麦门冬（去心）七钱半，柴胡（去苗）七钱半，甘草（炙）半两，当归（锉炒）半两，黄芩半两。

【主治】妊娠胎动不安，心神虚烦，腹内痛。

【用法】上件为末，每服四钱，以水一中盏，生姜半分，枣三枚，同煎六分，去滓热服。

67. 黄芩汤《女科证治准绳》

【组成】黄芩半两，白术半两，当归二钱。

【主治】妇人胎孕不安。

【用法】上作一服，水二盅，煎至一盅，不拘时服。

68. 济生如圣汤《女科证治准绳》《济阴纲目》

【组成】鲤鱼皮，当归（酒浸），熟地（黄酒蒸），白芍药，阿胶（蛤粉炒），川芎，续断（酒浸），甘草（炙），各等分。一方有干姜、竹茹。

【主治】胎动腹痛，或为漏胎。

【用法】上㕮咀，每服四钱，水一盏，苎根少许，姜五片，煎温服。《济生》有续断，无干姜、竹茹。

69. 催生佛手散《女科证治准绳》 ·······

【组成】川芎二两,当归三两。

【主治】梅师治胎动下血,心腹疼,死生不知,服此汤活即安,死即下。

【用法】上为细末,每服二钱,水一盏,酒二分,同煎七分温服。

70. 大安汤饮子《宋氏女科秘书·妊娠门》

【组成】白术,茯苓,条芩,砂仁,桑寄生,当归,甘草加减随症。

【主治】胎气不安,或胀满,或微动,或胎动不安。

【用法】上剂作二帖,水煎温服,六日一服。

71. 清胎万金饮子《宋氏女科秘书·妊娠门》 ·······

【组成】白术,川续断(酒炒),荆芥穗(炒焦),茯苓,炙甘草。

【主治】胎气不安,或损伤漏血,或腹大重坠。

【用法】服二次。

72. 安胎饮《宋氏女科秘书·妊娠门》 ·······

【组成】川芎,白术,茯苓,熟地(酒蒸焙),地榆,当归,半夏(泡,姜汁炒),白芍,阿胶(炒成珠),黄芪,炙甘草。

【主治】妊娠恶阻,呕吐不食,胎动不安,或时下血。

【用法】加姜三片,食远服。

73. 安胎散《产鉴·胎动》

【组成】缩砂。

【用法】缩砂不拘多少,为末,每服三钱,热酒调服,艾盐汤皆可。此药非八九个月内,不宜用多。

【主治】妊娠偶有所伤,腹痛不安,或从高坠下,重伤所压,触动胎元,痛不可忍及下血。又治胃虚气逆呕吐,心腹诸痛,大抵娠不可缺此。

74. 安胎饮《产鉴·胎动》

【组成】白术(土炒)二钱,条芩二钱半,砂仁(炒)一钱,陈皮(炒)一钱,当归一钱,白芍一钱,川芎八分,紫苏八分,甘草四分,熟地黄(酒洗)二钱,白术、黄芩乃安胎之圣药也。

【主治】孕成之后,觉气不安,或腹微痛,或腰间痛,或饮食不美,或胎动下血,及五六个月,常服数贴,甚效。

【用法】上一剂,水煎服。下血不止加炒蒲黄、阿胶各一钱。腹痛加香附醋炒一钱、枳壳一钱,麸炒。

75. 芩术汤（《济阴纲目·胎前门》）

【组成】子芩(炒)一两,白术五钱,一方芩、术各半两,再加当归二钱。

【主治】常服健脾清热,治胎不动。

【用法】上锉,水煎服。一方用芩、术等分,为末,粥丸,桐子大。每服五十丸,白汤下,名安胎丸。一方加砂仁五钱。

76. 十圣散（《济阴纲目·胎前门》）

【组成】人参五分,黄芪五分,白术五分,地黄五分,砂仁五分,甘草(炙)一钱,当归一钱,川芎一钱,芍药(炒)一钱,川续断八分。

【主治】因母疾病,气衰血少,不能护养其胎,以致不安者,宜此主之,即十全大补场加减。

【用法】上锉,水煎服。

77. 佛手散（《济阴纲目·胎前门》）

【组成】当归(去芦酒没)三钱,芎䓖二钱。一方加柴苏各等分。

【主治】妊娠因事筑磕,胎动不安,或子死腹中,恶露不下,疼痛不已,用此药探之,若不损则疼止,子母俱安,若胎损,立便逐下。

【用法】上锉,先用酒一盅,煎干再入水一钟,煎二三沸温服。

78. 小胶艾汤（《济阴纲目·胎前门》）

【组成】阿胶(炒咸珠)一两,艾叶二两。

【主治】伤损动胎,下血腹痛。

【用法】上锉,水煎服。《指迷方》加秦艽一两。

79. 胶艾芎归汤（《济阴纲目·胎前门》）

【组成】阿胶三两,川芎三两,当归二两,艾叶二两,甘草二两。一方无甘草有干地黄,八九个月加砂仁。

【主治】妊娠二三月,上至八九月,顿仆失跌,胎动不安,腰疼痛欲死,已有所下。

【用法】上细锉,以水七升,煮取二升半,分三服。

80. 胶茹芎归汤《济阴纲目·胎前门》

【组成】阿胶二两,芎䓖五两,当归五两,青竹茹五两。

【主治】妊娠胎动,去血,腰腹痛。

【用法】上四味,以水一斗半,煮银二斤,取六升,去银纳药,煎取二升半,纳胶令烊,分三服。不瘥,重作一方,用甘草二两。

81. 胎动不安方《济阴纲目·胎前门》

【组成】当归、蒲黄各二两,吴茱萸、阿胶各一两,葱白一斤,切。

【主治】动胎见血,腰痛,小腹痛,月水不通,阴中肿痛方。

【用法】上五味,以水九升,煮取二升半,去滓纳胶令烊,分三服。

82. 竹茹酒《济阴纲目·胎前门》

【组成】青竹茹二合,好酒一升。

【主治】妊娠误有失坠,损血胎损疼痛。

【用法】煮三五沸,分三服即安。

83. 三物解毒汤《济阴纲目·胎前门》

【组成】甘草、黑豆、淡竹叶各等分。

【主治】误服毒药动胎。

【用法】上用水浓煎服。

84. 加减胶艾汤《济阴纲目·胎前门》

【组成】阿胶(炒成珠)一钱,当归一钱,川芎一钱,白芍药(炒)一钱,地榆一钱,艾叶(炒)五分,甘草五分。一方有干地黄,无地榆。

【主治】胎动漏血有效。

【用法】上锉一服,水煎饥服。

【方论】胎漏血多起于气恼血逆火动之故,可加炒黄芩、炒香附、炒砂仁研细同煎。或有受胎至四五个月即堕,或至六七个月漏血要堕者,宜前方去艾叶、地榆,加白术、黄芩、茯苓、熟地黄、续断。有气盛,亦加香附、砂仁。气虚加人参、黄芪之类。如伤堕多次,受孕后便宜顺千金紫苏饮,及前加减法,汤丸相间,庶免再堕。

85.《济阴纲目》安胎饮(《济阴纲目·胎前门》)

【组成】当归一钱,川芎一钱,白芍药(炒)一钱,熟地黄一钱,阿胶(炒)一钱,艾叶一钱,黄芪一钱,甘草(炙)五分,地榆五分。如有热,加黄芩(炒)一钱。

【主治】妊娠卒然腰痛,下血不已。

【用法】上一剂,加姜枣水煎服。

86. 加减保胎饮(《济阴纲目·胎前门》)

【组成】当归(酒洗)二钱半,白术二钱半,黄芩一钱半,砂仁(砂锅炒)五分。

【主治】胎漏常常不安,时时下血不止。

【用法】上锉水煎服。一方无当归,有阿胶为末,煎艾汤调服二钱。

87. 千金磐石丸(《女科正宗·胎前门·胎动不安》)

【组成】当归三两,川芎三两,条芩三两,白术三两,大腹皮二两,砂仁二两,紫苏二两,阿胶二两,香附二两,陈皮二两,艾叶二两,黄芪二两,人参二两,杜仲二两,甘草三钱。

【主治】养血清热,滋其化源。治胎不安,气不利。

【用法】上为末,酒和丸,如桐子大。空心米汤下百丸。

88. 杜仲丸(《女科正宗·胎前门·胎动不安》)

【组成】杜仲(姜汁炒)、川续断(酒浸)各一两。

【主治】胎动不安。

【用法】上为末。姜枣肉煮烂,杵为丸,如桐子大。每服七十丸,空心米汤下。

89. 顺气散(《女科正宗·胎前门·胎动不安》)

【组成】茯苓、甘草、紫苏、木香、草豆蔻、大腹子各等分,人参少许。

【主治】胎动不安,腹中胀满等症宜服。

【用法】上水二钟,姜三片,生苎麻根三寸,糯米一撮,煎服。气虚甚者去大腹子。

90. 苎根散(《女科正宗·胎前门·胎动不安》)

【组成】苎根半斤,黄芩、当归、川芎各等分。

【主治】胎动不安,或血虚有火,下血腹痛。

【用法】上入酒煮汁,随量饮之。

91. 苓术煎《女科正宗·胎前门·胎动不安》

【组成】茯苓、白术、杜仲、秦艽、当归、川芎、生地、白芍药各等分。

【主治】身痛,夜热,腰痛,胎不安。

【用法】上水煎服。一方治胎气不安,用黄芩末浓煎白术汤,调一钱服屡效。

92. 保胎散《女科正宗·胎前门·胎动不安》

【组成】当归一两五钱,人参一两,阿胶半两,甘草半两。

【主治】身痛,夜热,腰痛,胎不安。

【用法】上为末,每服三钱,加葱白水煎服。

93. 安胎寄生汤《女科正宗·胎前门·胎动不安》

【组成】桑寄生一钱,白术一钱,当归一钱,人参一钱,茯苓一钱,甘草五分。

【主治】胎不安,或腰痛下血。

【用法】上水煎服。

94. 安奠二天汤《傅青主女科·妊娠》

【组成】人参(去芦)一两,熟地(九蒸)一两,白术(土炒)一两,山药(炒)五钱,炙甘草一钱,山萸(蒸,去核)五钱,杜仲(炒黑)三钱,枸杞二钱,扁豆(炒,去皮)五钱。

【主治】妊娠少腹疼。

【用法】水煎。服一剂而疼止,二剂而胎安矣。

【方论】夫胎动乃脾肾双亏之症,非大用参、术、熟地补阴补阳之品,断不能挽回于顷刻。世人往往畏用参、术或少用,以冀建功,所以寡效。此方正妙在多用也。

95. 丹溪安胎饮《胎产心法·胎动安胎论》

【组成】人参一钱,白术(土炒)二钱,当归(酒洗)二钱,熟地二钱,川芎八分,条芩八分,砂仁(带壳)三分,陈皮四分,紫苏四分,炙草四分(一方无砂仁,有炒白芍)。

【主治】孕成后,胎气不安,腰腹痛,饮食不美,孕至五六月后,并宜服之。

【用法】引加姜一片,枣二枚,水煎服。

96. 加味安胎饮《胎产心法·胎动安胎论》

【组成】人参二钱,当归身(酒洗)二钱,熟地二钱,麦冬(去心)一钱。如烦渴加用条芩八分,白术(土炒)一钱五分,陈皮四分,紫苏四分,炙甘草四分。

【主治】孕妇元气不足,或胎动不安,或身热食减,并皆治之。

【用法】不用引,水煎服。

97. 加减安胎饮《胎产心法·胎动安胎论》

【组成】人参一钱五分,熟地二钱,白术(土炒)二钱,当归身(酒洗)二钱,川芎八分,紫苏四分,陈皮四分,炙草四分。

【主治】孕妇腹中作痛,小腹重坠,血虚气陷之证。

【用法】姜一片,水煎服。寒加吴茱萸一钱,砂仁、干姜各五分。

98. 安胎万全饮《胎产心法·胎动安胎论》

【组成】人参一钱,白术(土炒)一钱,当归身(酒洗)一钱,生地一钱,条芩(微炒)一钱,陈皮一钱,白芍药(炒)一钱,砂仁(带壳捶碎)五分,炙草五分。

【主治】如脾胃气弱,不能管束其胎,血弱不能养其胎,不以日月多少而常堕者此汤主之。更兼服杜仲丸、胡连丸佳。

【用法】姜三片,枣二枚,水煎服。

99. 黑白安胎散《胎产心法·胎动安胎论》

【组成】白术(土炒)一两,怀熟地(九蒸九晒)一两(白术用五钱亦可)。

【主治】胎动不安。

【用法】水煎服。

【方论】此方妙在用白术以利腰脐,熟地以固根本。药品少而用专,所以取效神也。

100. 加味四物汤《胎产心法·胎动安胎论》

【组成】归身(酒洗)一钱,熟地一钱,阿胶(蛤粉炒珠)一钱,砂仁(炒)五分,炙草五分,竹茹一团。

【主治】因房事过度,触动胎气不安者。

【用法】水煎,调男子裤裆灰一钱服。更禁房事。

101. 四物汤《胎产心法·胎动安胎论》

【组成】生地(酒浸)一钱,归身(酒洗)一钱,白芍药(酒炒)一钱,川芎八分,此四物汤本方。

【主治】七情触动胎气不安者。

【用法】姜枣引,水煎,食前温服。

【加减】如因怒伤肝者,加炒黄芩一钱五分,人参、柴胡、甘草各一钱。因忧悲伤肺者,加炒黄芩、炒阿胶、苏叶各一钱,五味子十三粒,炙草五分。因恐伤肾者,加制续断、炒黄柏、炒杜仲各一钱,五味子五十粒,改生地为熟地。因思虑积久不解伤脾者,加土炒白术一钱五分,人参、陈皮、制香附各一钱,炙草五分。因喜乐太过伤心者,加条芩、黄连、土炒白术、去心麦冬各一钱,炙草五分。因跌仆触动者,安胎饮主之。归身、炒白芍各一钱,土炒白术、苏叶各一钱五分,炙草、砂仁各五分。

102. 芩术安胎饮《胎产心法·胎动安胎论》

【组成】白术(米泔水浸一宿,去芦,切片,晒干,黄土炒香)。如脾脉虚弱细软缓大无力,外证饮食少进、恶心、呕吐、泄泻等症,用一钱五分或二钱;若气体强壮,或气郁壅滞,胸腹膨闷胀满作痛,或素有奔豚积聚上攻者,忌用。条芩,如脉洪盛有力,素多内热,用一钱五分或二钱;如气体虚寒,脾肺脉弱,呕泄泻者,忌用。当归身(酒洗)一钱五分或二钱。如嗽,有痰喘呕泄泻者,忌用。如止有泄泻而无别症,以黄土炒用。带壳砂仁(微炒)五分或七分,内热者,三四分。生知母一钱,素多内热者,或用一钱五分,或二钱;如气体虚寒,呕哕泄泻者,忌用。炙甘草三分或四分。

【主治】妊娠安胎。

【用法】以上各称准,水煎,食远服。

【加减】如脉弱虚细,或缓大无力,饮食减少,口不知味,溏薄泄泻者,加人参一钱或一钱五分,炒白术一钱或一钱五分,或二钱,白茯苓一钱,广皮七八分,炒条芩一钱,去知母。如血虚内热,肝肾脉洪数无力,腰疼、腿膝酸软无者,加熟地三五钱或七八钱,生地二三钱,酒洗芍药一钱或一钱五分,炒杜仲、酒洗当归一钱或一钱五分,炒续断一钱。如肝肾脉虚细濡弱,腰疼,腿膝麻木冷痛,加熟地三五钱或七八钱,川芎八分,制续断肉一钱,盐水炒杜仲一钱五分,酒洗归身一钱五分或二钱,去知母。如胸腹胀闷,加麸炒枳壳七分,制大腹皮八分,醋制香附米七分。如素多郁怒,加苏梗八分或一钱,醋制香附米八分或一钱,小柴胡七八分,酒洗抚芎七分。如呕哕,加藿香八分或一钱,竹茹六七分,制透半夏八分,陈皮八分,带壳砂仁四五分,煨姜三片,去知母。胃寒呕哕,去条芩、知母、竹茹,加制去黄水吴茱萸三分。如虚烦,加去心麦冬一钱,竹茹七分。咳嗽,加去心麦冬一钱,蜜炙桑白皮八分或一钱,去皮尖杏仁八分,前胡一钱,麸炒枳壳八分。如小便淋沥不通,加车前子一钱,赤苓一钱,木通七分。甚者,加滑石一钱五分或二钱。如胎动下血,倍加生知母,纹银一小锭,忌铁器。

103. 紫苏饮（《胎产心法·胎动安胎论》）

【组成】当归(酒洗)一钱,紫苏一钱,川芎一钱,芍药(酒炒)一钱,陈皮一钱,大腹皮一钱,黑豆(水煮,制净)一钱,人参五分,炙甘草五分。

【主治】妊娠临月浮肿喘胀,并子悬证、胎不安、上疠作痛,或临产气结不下等证。

【用法】引加生姜三五片,葱白七寸,水煎服。一方,有香附,无人参。

【加减】若肝脾气血虚而有火不安,宜兼逍遥散。若脾气虚弱不安,宜用四君、芎、归。感冒风寒,去腹皮,加香豉。胎动不安,加炒黄芩,土炒白术。胎不运动,加木香、砂仁。肥盛气滞,加制半夏,制厚朴。虚羸少气,加土炒白术,倍人参。

104. 保胎神效丸方（《胎产心法·胎动安胎论》）

【组成】白茯苓二两,条芩(拣实心细条,酒拌炒)一两,白术(米水浸一宿,去皮切片,晒干,同黄土炒)一两,香附米(童便浸二日,炒熟)一两,延胡索(陈米醋拌炒)一两,红花(隔纸烘燥)一两,益母草(净叶)一两,没药(用新瓦上隔火去油)三钱。

【主治】胎动不安。

【用法】上各制度为末,蜜丸桐子大,每日空心白汤服七丸。前药不可因其丸小加至七丸之外。必孕妇胎不安者,一日可服四五次,安则照常。

【加减】如遇腹痛腰酸，或作胀坠，宜即服之，如受胎三五月常堕者，须先一月制服，能保足月。甚至见红将堕者，急服此丸，亦能保留。谨戒恼怒劳力，忌食煎炒、椒辣、发气、闭气、糟味、冷水、冷物，切忌房劳。每药一料，可保数胎。

105. 归脾汤（《胎产心法·胎动安胎论》）

【组成】人参二钱，白术（土炒）二钱，茯神二钱，枣仁（炒）二钱，龙眼肉二钱，黄芪（炙）一钱五分，归身（酒洗）一钱，远志肉一钱，甘草（水制）一钱，木香五分，炙甘草五分。

【主治】心脾郁结，经闭发热。并治脾虚不能摄血，致血妄行及经带胎漏等证。由于劳伤心脾，发热体倦，食少不眠，怔忡惊悸等证。

【用法】姜枣引，水煎服。加柴胡、栀子，名加味归脾汤。柴胡易丹皮，名济生归脾汤。

106. 尊生安胎饮（《胎产心法·胎漏并小产论》）

【组成】归身（酒洗）一钱，白芍（酒炒）一钱，熟地一钱，生地一钱，砂仁一钱，阿胶（炒珠）一钱，杜仲（盐水炒去丝）一钱，白术（土炒）一钱，条芩一钱五分，续断肉（酒制）八分，川芎五分，陈皮五分，苏梗五分。

【主治】血虚有火，曾三个月堕胎，宜服此方。并预防五月、七月之堕，亦治胎动胎漏。

【用法】水煎服。见血，加炒地榆、炒蒲黄各一钱。腹痛或下坠，砂仁、白芍、熟地倍加分两服之，用枣肉为丸服亦可。

107. 苎根汤（《胎产心法·胎漏并小产论》）

【组成】野苎根。

【主治】孕妇受胎数月后胎动、漏胎及子悬证。

【用法】孕一月用一寸，加金银煎汤，服之立安。

108. 胶艾安胎散（《胎产心法·胎漏并小产论》）

【组成】人参一钱，条芩一钱，阿胶（蛤粉炒成珠）一钱，白术（土炒）一钱五分，当归（酒洗）二钱，熟地二钱，川芎八分，艾叶八分，陈皮四分，紫苏四分，炙草四分。

【主治】孕妇顿扑动胎，下血不止。

【用法】姜一片,大枣二枚,水煎服。

109.安胎饮(《医学心悟·胎动不安》)

【组成】当归一钱,川芎一钱,白芍药(酒炒)一钱,大熟地(九制)一钱,茯苓一钱,阿胶一钱,甘草(炙)三分,艾叶三分,白术二钱。

【主治】胎动不安。

【用法】水煎服。

【加减】若起居不慎,加人参、黄芪、杜仲、续断。若饮食触犯,加人参,倍加白术。若风寒相搏,当按经络以祛风寒。若跌仆伤损,另用佛手散,加青木香、益母草。若怒动肝火,本方加柴胡、山栀。若脾气虚弱,去熟地,加人参、扁豆、陈皮。然因时调治,对证处方,全在活法,不可胶执也。

110.《金匮》当归散(《竹林女科证治·安胎》)

【组成】黄芩、白术(蜜炙)、当归、川芎、白芍一两。

【主治】胎动不安。

【用法】为水,每服三钱,米饮调下。

111.胶艾四物汤(《龚廷贤医学全书·妊娠》)

【别名】安胎饮。

【组成】当归,川芎,白芍(酒炒),熟地黄,阿胶炒条芩,白术(去芦),艾叶(少许)。

【主治】胎漏下血腹痛。

【用法】上锉剂,糯米一撮,水煎,空心服。

第二节 当代名方

1.寿胎丸(《医学衷中参西录》)

【组成】菟丝子(炒熟)四两,桑寄生二两,川续断二两,真阿胶二两。

【主治】肾虚之胎漏。症见妊娠期间阴道少量流血,色暗淡,质稀,小腹坠痛,或伴头晕、耳鸣,小便频数,夜尿多,甚至失禁,或曾屡次堕胎,舌质淡,苔薄白,脉沉滑尺弱为本方辨证要点。

【用法】上药将前三味轧细,水化阿胶和为丸,每丸一分重(干足)。

【方论】方中菟丝子补肾养精,益阴而固阳;桑寄生、续断固肾强腰系胎;阿胶滋阴补血,且能止血。全方重在补肾益气,固摄冲任,则胎自安。

2. 清热安胎饮《刘奉五经验方》

【组成】山药 15 g,石莲 9 g,黄芩 9 g,川连 3 g(或马尾连 9 g),椿根白皮 9 g,柏炭 9 g,阿胶块 15 g(烊化)。

【主治】妊娠初期胎漏下血,腰酸、腹痛,属于胎热者。

【用法】水煎服。

【方解】《本草备要》中曾说过白术、黄芩为安胎圣药。因为白术能健脾,脾健则统血,黄芩苦寒能清胎热。在实践中刘氏体会,白术偏于温燥,而妊娠又多阴虚血热,所以用山药代替白术,取其味性平,健脾补肾,补而不热;石莲性味微苦寒,能健脾补肾,滋养阴液;黄芩、黄连清热安胎;椿根白皮味苦涩寒,收涩止血;侧柏叶苦涩微寒,凉血止血,炒炭后又能收敛止血;阿胶本属甘平,刘氏认为该药甘而微寒,有清热凉血、益阴安胎之功。又由于阿胶性黏腻,能凝固血络善于止血,对妊娠患者既可安胎又可定痛。古人曾用胶艾汤治疗妊娠下血,对妊娠患者既可安胎又可定痛。古人曾用胶艾汤治疗妊娠下血,因为艾叶偏温弃而不用,代之以芩、连清胎热而安胎。总之,本方健脾补肾,补而不热,清热而不伤正,收涩止血安胎。

3. 滋肾育胎丸《全国中医妇科流派名方精粹·罗元恺经验方》

【组成】人参,党参,桑寄生,川续断,阿胶,鹿角霜,白术,杜仲,巴戟天,熟地黄,制何首乌,枸杞子,艾叶,砂仁。

【主治】肾虚和脾肾两虚之胎漏、胎动不安和滑胎。

【方解】滋肾育胎丸是罗元恺用于治疗胎漏、胎动不安和滑胎之经验方。全方具有补肾固冲、健脾养血、止血安胎之效,适用于肾虚和脾肾两虚之胎漏、胎动不安和滑胎。方中菟丝子为平补肾阴、肾阳之品,方中以其补肝肾、益精髓、固冲任,使肾旺自能荫胎,胎元得固。胎赖肾气之所载,血之所养,伍用甘、微苦、平之人参,用其大补元气,补脾益肺,补后天之本而资气血生化之源,俾气血旺盛则能固养载胎元。二药相伍,补肾益脾,益气养血,固冲安胎,共为君药。续断、杜仲补益肝肾,调理冲任,固本安胎,《女科百问》提出曾有胎动安之苦味者"可预服杜仲丸（杜仲、续断为丸）"；桑寄生补肝肾，养血安胎；巴戟天补肾助阳；鹿角霜补肾助阳，收敛止血。五药合用，补肾安胎，共为臣药。党参、白术健脾益气；熟地、枸杞子、制何首乌补肾益精养血；阿胶为血肉有情之品，补血滋阴，固涩止血；艾叶温经止血安胎；砂仁理气和中，安胎止呕，并可防诸补益之品滋腻碍胃。以上俱为佐药。

罗元恺认为，菟丝子和党参重用是安胎之首要药物，菟丝子乃补益肾阴肾阳、生精益髓之强壮品，补而不燥；党参补气而生血，味甘而纯，温而不辛。同作为安胎之用，两药均宜重用，可各用至 30 g。另配伍桑寄生、续断、阿胶、艾叶等养血安胎、暖宫血之品，疗效显著。至于黄芩、白术，如属舌红苔黄，孕妇确有热象者，配合其他养血益气之药同用，则可达到安胎之目的。此又贵在医者辨证用药之周详矣。

第三代传人罗颂平宗原方之旨，对滋肾育胎丸扩大使用，目前已广泛用于治疗脾肾两虚之月经失调、不孕、体外受精（IVF 术）后及卵巢早衰，体现了中医异病同治的辨证观。

4. 加味补肾安胎饮《全国中医妇科流派名方精粹·韩百灵经验方》

【组成】人参 9 g，白术 15 g，杜仲 20 g，川续断 20 g，桑寄生 20 g，菟丝子 20 g，阿胶 10 g，艾叶 20 g，益智仁 20 g，补骨脂 10 g，巴戟天 10 g。

【主治】肾气亏虚，冲任不固之胎动不安、滑胎等。

【方解】该方是韩百灵所创，系韩氏妇科家传验方。方中人参补中益气，与白术合用，以资其补脾之力，共为君药。续断、桑寄生、杜仲、菟丝子补益肝肾、强筋骨、益精血、安胎为臣药，与君药协同以益肾气、固胎元。阿胶、艾叶补血养血，且能暖宫安胎。诸药相伍，共奏温肾助阳、益气养血、固冲安胎之效。

5. 何氏安胎饮《全国中医妇科流派名方精粹·浙江何氏妇科》

【组成】党参 20 g，焦白术 10 g，苎麻根 15 g，杭白芍 10 g，菟丝子 15 g，杜仲 12 g，黄芩 6 g，阿胶珠 12 g，桑寄生 15 g，怀山药 15 g，墨旱莲 10 g，炙甘草 5 g。

【主治】胎动不安、胎漏下血、滑胎之脾肾两虚型。

【方解】安胎饮是浙江何氏妇科的家传验方，第四代传人全国名老中医何嘉琳承之而有发挥,并撰文传之于后世。方中党参、白术、怀山药健脾益气以固胎;菟丝子、杜仲、桑寄生补肝肾,固冲任,强腰以系胎;加黄芩清热安胎,以制补气温阳之偏;白术、黄芩乃安胎圣药,两者合用,保孕安胎功效卓著;苎麻根味甘性寒,补阴行滞,为胎动不安之要药,众多本草文献记载其有安胎功效,如《名医别录》曰其"主安胎",《日华子本草》曰其"治心膈热,漏胎下血",《本草述》曰其"丹溪谓其大补阴而即行滞血,是以补为行也……其安胎治漏血尤效";阿胶甘平,滋阴补血而安胎;阿胶用珠配白芍、墨旱莲加强敛阴止血之功;甘草性味甘平,和中补虚,调和诸药是为使药。全方益肾健脾,平补阴阳。

6. 益气养阴保胎方《全国中医妇科流派名方精粹·黔贵丁氏妇科》

【组成】太子参 15 g,麦冬 15 g,生地 15 g,玉竹 15 g,女贞子 15 g,墨旱莲 15 g,黄芩 15 g,桑寄生 15 g,菟丝子 15 g,阿胶珠 15 g,白芍 15~30 g,川续断 15 g,甘草 6~10 g。

【主治】因素体气阴亏虚,加之妊娠后阴血下聚养胎,阴血不足,气血不足,胎元失养,热扰冲任所致的胎漏下血、胎动不安、妊娠腹痛证。常表现为阴道少量流血,或腰腹坠胀隐痛,伴面色潮红,神疲乏力,口干咽干,五心烦热,夜寐梦多,尿黄便结,舌红,苔薄黄少津,脉细滑数。

【方解】益气养阴保胎方为丁氏治疗气阴亏虚、胎元不固所致先兆流产的经验方。方中太子参、麦冬、阿胶珠益气滋阴,养血止血,固冲安胎,为君药。玉竹、生地、白芍、女贞子、墨旱莲助麦冬、阿珠滋阴血,养胎元,止胎漏下血;菟丝子、桑寄生、续断补肾安胎,上药为臣药。黄芩清热安胎,白芍、甘草缓急止痛,共为佐药。甘草又调和为使药。全方益气养阴,清热凉血,养血止血,缓急止痛,固肾安胎。如神疲乏力明显,加黄芪、白术;胎漏下血不止加仙鹤草、苎麻根;大便难解,加郁李仁、肉苁蓉;睡眠梦多,加酸枣仁、柏子仁;恶心或吐,加砂仁、竹茹、姜半夏;腰腹坠胀较显,加杜仲、紫苏梗等。

7. 益君安胎汤《全国中医妇科流派名方精粹·海派骆氏妇科》

【组成】炙黄芪,炒白术,茯苓,菟丝子,桑寄生,杜仲,南瓜蒂。

【主治】脾肾两虚所致的胎漏、胎动不安。

【方解】本方由炙黄芪、炒白术、茯苓、菟丝子、桑寄生、杜仲、南瓜蒂组成。方中黄芪、炒白术健脾补气为安胎之要药,菟丝子、桑寄生、杜仲以能补先天之癸水、固摄冲任,为安胎之首选。茯苓健脾培土以助芪术之力,南瓜蒂能维系载胎而不坠。本方乃宗傅青主"脾非先天之气不能化,肾非后天之气不能生,补肾而不补脾,则肾之精气何以遂生也,是补后天之脾,正所以补先天之肾也"之义。故全方健脾补肾以固胞胎之气血,冲任安则胎自固。

8. 徐氏安胎饮《全国中医妇科流派名方精粹·新安徐氏妇科》

【组成】川断10 g,桑寄生10 g,菟丝子10 g,杜仲10 g,太子参10 g,黄芪10 g,当归10 g,白芍10 g,生地10 g,白术10 g,黄芩10 g,苎麻根10 g。

【主治】脾肾亏虚,气血不足。症见妊娠期腰酸腹痛,胎动下坠,阴道出血,屡孕屡堕,腰膝酸软,神疲倦怠,舌淡苔白,脉沉细而滑者。

【方解】本方菟丝子、桑寄生、川续断、杜仲为君药,菟丝子补肾益精,固摄冲任,肾旺自能荫胎;桑寄生、川续断、杜仲固肾壮腰以系胎。太子参、黄芪、白术健脾益气,是以后天养先天,化生气血以生精,共为臣药。当归、白芍、生地养血和营为佐药。君臣佐合用,健脾补肾,养血益气,使肾旺可以荫胎,气旺可以载胎。血旺可以养胎,而无堕胎之虑。黄芩、苎麻根为使药,清热凉血、止血安胎。古人以黄芩、白术为安胎圣药,因其产前孕妇阴血相对不足,阳气偏旺,气有余便是火,黄芩清热泻火,令血循于常道而不妄行,配白术健脾资源,气血充盛则母子无恙,所以安胎也。苎麻根凉血止血而安胎,古人常用一味苎麻根止血安胎治胎漏。全方共奏补肾益气,养血安胎之功。本方既遵《诸病源候论》"妇人肾以系胎",《临证指南》"胎气系于脾",以及朱丹溪"血气虚损,不足营养其胎则自堕"之理论,又受白术、黄芩安胎圣药的影响,组成安胎饮。此方即是补肾健脾、益气养血之剂,又是养阴清热、止血安胎之方,且药物平和,故临床应用广泛,可用于肾虚、气血不足、血热所导致胎漏胎动不安。

9. 王氏安胎饮《全国中医妇科流派名方精粹·三晋王氏妇科》

【组成】当归身15 g,川芎4 g,炒白芍12 g,熟地24 g,黑黄芩9 g,焦白术12 g,砂仁6 g,紫苏6 g,炒杜仲10 g,川续断10 g,黑艾叶6 g,阿胶10 g(烊化),炙甘草 3 g,生姜 3 片。

【主治】肝肾不足,胃失和降之胎动不安、胎漏。

【方解】安胎饮是由三晋王氏妇科十多代传人传承使用的经验方,第二十六代传人王裕宽和第二十七代传人王培昌在此方临床应用的基础上,将黄芩更为黑黄芩,将艾叶更为黑艾叶,并将此方进行加减化裁,治疗多种证候的胎动不安、胎漏等。本方首先以四物汤作为基础方。方中重用熟地补肝肾养精血,是本方的君药,使用的剂量较大。川芎是血中气药,本证有出血之忧,故使用的剂量宜小。当归身、炒白芍同用,动静结合,重在养血,而非活血。治胎漏下血,应以止血安胎为先导,故用阿胶血肉有情之品养血止血,用黑艾叶温经止血,加川续断补肾摄精以安胎,黄芩、白术合用为安胎之圣药,也是本方中重要的对药,更是安胎的必需品。方中将黄芩炒黑,以去黄芩本身之寒凉之性,可增强安胎止血之功效;用紫苏调和脾胃之气,使其升降有司,达和气安胎之效;砂仁温胃止呕,更有安胎之用;杜仲合川续断补肾安胎,效更佳。全方共奏补肝肾、养精血、止血和胃、安胎之效,临床上治疗肝肾不足,胃失和降之胎动不安、胎漏之患者,效果甚佳。

10. 椿皮寿胎汤《全国中医妇科流派名方精粹·浙江何氏妇科》

【组成】椿白皮 12 g,桑寄生 15 g,苎麻根 20 g,川续断 12 g,阿胶珠 10 g,太子参 12 g,黄芪 12 g,炒白芍 12 g,黄芩 10 g,忍冬藤 15 g,墨旱莲 12 g,炒白术 9 g,桑叶 15 g,海螵蛸 15 g,龙骨 15 g,仙鹤草 24 g,甘草 5 g。

【主治】湿热下注,冲任失调,胎元不固之胎漏、胎动不安等。

【方解】本方由浙江何氏女科外姓传人傅萍在继承何氏女科独特经验的基础上,并结合个人数十年临床体会而拟定,全方集清热利湿、培补脾肾、固本安胎、收涩止血诸法于一炉,用药巧妙而有序。本方以椿白皮为君,取其除热、燥湿、凉血之功,邪去则宁、胎固,配白术健脾祛湿,黄芩、桑叶清泄肝胆郁热,四者相伍为用,即叶氏所谓"湿不与热相搏,则势必孤矣",而且白术、黄芩本身兼具安胎之功。桑寄生、川续断、阿胶珠三者同用,仿寿胎丸之义,凡胎元不固而见胎动不安、胎漏者,必借此以固本安胎,以防堕胎。寿胎丸方中菟丝子味辛甘,性微温,孕者湿热相兼,故此处去之。傅青主谓,"夫血能荫胎,而胎中之荫血,必赖气以卫之,气虚下陷,则荫胎之血亦随气而陷也"。故方中以太子参、黄芪健脾益气,气旺则血热,故又以苎麻根、白芍、龙骨、海螵蛸、仙鹤草等凉涩之品以制之,配以忍冬藤清胎中之热,共奏益气清热、摄血安胎之功。墨旱莲滋养肝肾、凉血安胎,甘草调和诸药。全方泻中有补,补泻并用,温凉相制,湿热既清,胞宫得宁,胎元自固。

临床上如湿热明显者,去甘温之黄芪,加用苦寒燥湿凉血之白头翁、黄柏等;出血量较多者,加藕节炭、白及粉、地榆炭等凉血涩血之品;腰酸痛者,加杜仲、狗脊以补肾强腰安胎;胃纳差者,加陈皮、炒谷芽健运脾胃;热伤阴分者,加生地、麦冬甘寒凉润之品以养阴清热;失眠多梦者,加远志、酸枣仁等养心安神。此方对于孕10周以上反复漏红或伴炎症者效佳,尤其适用于辅助生殖技术后,B超已见胎心,雌二醇值正常或偏高者。

11. 保产达生丸(《全国中医妇科流派名方精粹·云南昆明姚氏妇科》)

【组成】党参10 g,黄芪15 g,熟地12 g,当归12 g,白芍10 g,白术10 g,茯苓15 g,菟丝子15 g,桑寄生10 g,炒续断10 g,炒杜仲10 g,夜交藤10 g,阿胶珠15 g(海蛤粉炮炙),炒艾叶10 g,紫苏梗10 g,砂仁10 g,炒黄芩6 g,甘草3 g。

【主治】胎漏、胎动不安、滑胎。

【用法】蜜丸:嚼服,每日2次,每次1丸。片剂:吞服,每日3次,每次3～5片。汤剂:水煎服,每日2次,2日1剂。

【方解】保产达生丸由云南昆明姚氏妇科第五代传人姚芑堂创制,系姚氏妇科家传经验方。全方助母体之气血,固胎儿之精气,凡胎漏、胎动不安、滑胎者皆可服用。姚氏认为,妊娠之期,气血、肝脾、冲任至为重要。全方具益气养血,滋助冲任,调和脾胃,摄胎止血之效。本方设党参、黄芪、熟地、当归、白芍、白术、茯苓为君,含八珍益母汤、当归补血汤于其中,补益气血为主,皆为后天资生之要药。参芪苓术补助中州,益虚损而润泽四隅。熟地、归、芍大补血虚不足,通血脉,补真阴,为壮水之主药。诸君药补气分之虚,滋阴分不足,治血脉不和,冲任固摄,血海盈满,方能固胎助胚。以填冲任、助阴血、补肾精之菟丝子、桑寄生、炒续断、炒杜仲、夜交藤辈为臣,濡养虚损之胎元。此五味药引阳入阴,补而不滞,行而不泄,所损之胎孕非此不安。佐以阿胶珠、炒艾叶养血止血,温宫调气以固胎;紫苏梗、砂仁温运胃气,降逆止呕以安胎,且防补益诸药之滋腻;再少佐炒黄芩清化易动之肝火、蕴发之郁热,增强安胎保胎之效。甘草调和之为使。

本方经第六代传人姚克敏根据现代社会、工作、生活环境等改变所引起的情志不调与病理演变的密切关系稍作化裁,加强了运转机枢的功用,以化解肝气郁滞,情志不宁所致之本病。如去川芎之燥烈,紫苏叶之柔弱,易紫苏梗,取其顺气舒郁,止痛安胎,治气郁食滞,胸膈痞闷,胎气不和之功效;加入心肝二经之夜交藤,既能补益冲任肝肾,又可养心安神,解郁定志,调和阴阳,治疗精神紧张,情志不稳,夜少安寐之孕妇胎元不固者,使其肝柔神安,胎元得护。

12. 陈氏安胎饮《全国中医妇科流派名方精粹·浙江陈木扇女科》

【组成】当归 10 g,川芎 6 g,白芍 15 g,黄芪 10 g,白术 12 g,炒杜仲 10 g,炒川续断 15 g,黄芩 10 g,地榆炭 10 g,阿胶珠 10 g,紫苏叶 10 g,甘草 10 g。

【主治】冲任气血不足,肾虚胎火上逆之胎漏或胎动不安。

【方解】陈氏女科在宋代就明确提出了清热凉血安胎之新法,并最早记载于《陈素庵妇科补解》之"妊娠胎动不安方论""妊娠下血方论"等。陈氏女科极力倡导清热凉血、益气养血补肾的安胎方法,自成一脉,独具特色,对后世产生了深远的影响。经历史的发展,陈木扇女科第二十四代裔孙陈大堃结合自己的临证经验予以加减后,撰文传之于后代,系陈木扇女科的家传验方。全方益气养血和血,补肾清热安胎,适用于冲任气血不足、肾虚胎火上逆之胎动不安或胎漏。陈大堃认为,妇女胎动不安或胎漏大多为冲任两脉气血两虚。药方以当归、川芎(佛手散)养血活血,但川芎用量要小于当归,突出当归养血活血之用,益血和血乃胎有所养,佐以黄芪、白术补气健中以生血,阿胶珠滋阴养血,黄芩、地榆炭清热凉血,杜仲、川续断固肾安胎,肾气壮实则胎有所系,多次滑胎更需固肾气强冲任,使胞胎稳固。此方补而不腻,药性平和,大凡冲任气血虚弱所致之先兆流产、习惯性流产皆宜。

13. 荆楚刘氏之固胎汤《全国中医妇科流派名方精粹·荆楚刘氏妇科》

【组成】党参 30 g,炒白术 30 g,炒扁豆 15 g,山药 15 g,炙甘草 9 g,熟地 30 g,山茱萸 12 g,炒杜仲 12 g,枸杞子 15 g,续断 12 g,桑寄生 15,炒白芍

15～30 g。

【主治】习惯性流产,亦用于防治滑胎或先兆性流产。

【方解】本方是一首健脾补肾、安胎止痛的方剂,适用于先后二天俱虚的习惯性流产,临床上亦用于因脾肾双虚所致的先兆流产。方中党参、白术、扁豆、山药、甘草健脾益气补后天;熟地、山茱萸、杜仲、枸杞子养血益精补先天;续断、桑寄生补肾安胎,治腹痛,白芍敛阴养血,缓解痉挛,治腹痛。二天双补,脾肾旺盛,则胎自无恙。本方用药主次分明、主药剂量重用是其特点,如方中重用参、术补脾益气,重用熟地滋肾补血等。在临床用本方时,虽有加减,但主药剂量不变,重点突出,颇有效验。小腹坠者,加升麻9 g、柴胡9 g、黄芪18 g以升阳举陷安胎;小腹胀痛者,加枳实3 g以理气止痛;小腹挛痛者,用白芍30 g、甘草9 g以和营止痛;胎动下血者,可选加阿胶12 g、墨旱莲30 g、棕榈炭9 g、赤石脂30 g、仙鹤草30 g以止血固冲安胎;口干便结、舌红黄,有热象者,可加黄芩9 g以清热安胎。

14. 阿胶汤(《全国中医妇科流派名方精粹·吴门钱氏妇科》)

【组成】阿胶12 g,生地15 g,白芍9 g,当归9 g,川芎3 g,黑栀子9 g,黄芩6 g,侧柏叶12 g。

【主治】阴虚血热之胎漏、妊娠期尿血。

【方解】本方以四物汤养血和血,因本方主旨在凉血止血,故地黄用大生地,而少用川芎。之所以还要用川芎、当归者,因方中多寒凉之品,恐其寒滞瘀留,故以芎、归以合之。方中加阿胶养血止血,侧柏叶凉血清热,栀子、黄芩并清三焦邪热,邪热去则血海自不沸腾,而无血热妄行之患。

15. 乌金散(《川派中医药名家系列丛书·徐俊先》)

【组成】当归24 g,防风、厚朴、海金沙、僵蚕、小茴香、侧柏炭、川芎、百草霜各15 g,苍术9 g。

【主治】胎漏流血不止。

【用法】焙研,每服15 g,米汤送服。

【方论】《宁坤秘笈》第四十九:"胎前血漏,有孕红来如行经应期一至,此是漏胎,宜小乌金丸。"小乌金丸:海金沙、僵蚕、侧柏叶、小茴香、百草霜、川芎、防风、当归、厚朴、苍术,用早稻米糊为丸,白滚汤送百粒。

第三节　单　验　方

一、胎漏

1. 腹痛不可忍方《太平圣惠方·治妊娠胎动腹痛诸方》 ⋯⋯⋯⋯⋯⋯

【组成】苎根(锉)二两,银(五两)。

【主治】妊娠胎动欲堕。

【用法】上以清酒一中盏,水一大盏,煎至一大盏,去滓。不计时候,分温二服。

2. 心神烦热方 1[△][①]《太平圣惠方·治妊娠胎动不安诸方》 ⋯⋯⋯⋯

【组成】甘竹根。

【主治】胎动不安,心神烦热。

【用法】上以甘竹根五两锉,以水二大盏,煎至一盏去滓。不计时候分温三服。

3. 心神烦热方 2[△]《太平圣惠方·治妊娠胎动不安诸方》 ⋯⋯⋯⋯⋯

【组成】茅根。

【主治】胎动不安,心神烦热。

【用法】上取茅根五两,以水二大盏,煎至一盏,去滓,不计时候,分温三服。

4. 心神烦热方 3[△]《太平圣惠方·治妊娠胎动不安诸方》 ⋯⋯⋯⋯⋯

【组成】生地黄,鸡子白。

【主治】妊娠胎动,烦闷不安甚者方。

【用法】上取生地黄,捣绞取汁,每服一小盏,煎令沸,入鸡子白一枚,搅令匀,顿服之。

5. 漏胎方 1[△]《妇人大全良方·妊娠门》 ⋯⋯⋯⋯⋯⋯⋯⋯⋯⋯⋯

【组成】生地黄半斤。

---

　　① 注:此原始文献无数字 1,此下两方均为"又方",为使方名凸显功效或主治,拟为"心神烦热方 2""心神烦热方 3",并在方名右上角以"△"标准。全书同。

【主治】漏胎。

【用法】生地黄半斤㕮咀,以清酒二升煮三沸,绞去滓,服之无时,能多服佳(姚大夫加黄雌鸡一头,治如食法。崔氏取鸡血和药中服)。

6. **漏胎方 2**△(《妇人大全良方·妊娠门》) ┄┄┄┄┄┄┄┄┄┄┄┄┄┄┄

【组成】生地黄汁一升。

【主治】漏胞。

【用法】以清酒四合煮三四沸,顿服之。不止频服。

7. **漏胎方 3**△(《妇人大全良方·妊娠门》) ┄┄┄┄┄┄┄┄┄┄┄┄┄┄

【组成】干地黄四两,干姜二两。

【主治】漏胞。

【用法】上二味治下筛,以酒服方寸匕,日再三服。

8. **罗氏立圣散**(《女科证治准绳·胎前门》) ┄┄┄┄┄┄┄┄┄┄┄┄┄┄┄┄

【组成】鸡肝三个。

【主治】妊娠下血不止。

【用法】用酒一升煮熟,共食之,大效。

9. **漏血方**(《女科证治准绳·胎前门》) ┄┄┄┄┄┄┄┄┄┄┄┄┄┄┄┄┄┄┄┄

【组成】野苎根。用野苎根二两,锉炒,家种亦可,金银各一两许。

【主治】漏血。

【用法】为一剂。酒水平,煎耗半,温服。若闪撷胎动欲漏,砂仁皮炒令热透,为末,二钱酒或汤下。

10. **胎动下血方**(《女科证治准绳·胎前门》) ┄┄┄┄┄┄┄┄┄┄┄┄┄┄

【组成】桃树上干不落桃子。

【主治】胎动下血。

【用法】取桃树上干不落桃子,烧灰和水服,瘥(《本草》云:桃奴破血,又治伏梁、积气)。

11. **漏胎方**△(《香奁润色·胎部》) ┄┄┄┄┄┄┄┄┄┄┄┄┄┄┄┄┄┄┄┄┄┄┄

【组成】葱白一把。

【主治】胎漏。

【用法】上浓煎汁饮之,甚效。

12. **漏胎方**[△]《《奇效简便良方·胎产》》

【组成】鱼胶。

【主治】胎漏。

【用法】鱼胶,炒黑为末,酒调服。莲蓬亦可。

二、胎动不安

1. **顿仆胎动方**[△]《《外台秘要·顿仆胎动方四方》》

【组成】黄连。

【主治】顿仆及举重致胎动去血者。

【用法】捣黄连下筛,酒服方寸匕,日三愈,血乃止。忌猪肉、冷水等物。

2. **万应丸**《《卫生宝鉴·妊娠养血安胎》》

【组成】知母(不以多少,去皮炒)。

【主治】胎动不安。

【用法】上为末,蜜丸如弹子大,每服一丸,清酒一盏化下,食前。

3. **胎动不安方**[△]《《女科证治准绳·胎前门》》

【组成】苎根。

【主治】胎动不安。

【用法】取苎根如足大指者一尺,咬咀,以水五升,煮取三升,去滓服。一方有生姜五片。

4. **妊娠胎动,烦闷不安甚者方**[△]《《女科证治准绳·胎前门》》

【组成】生地黄,鸡子白。

【主治】妊娠胎动,烦闷不安甚者。

【用法】取生地黄杵绞汁,每服一小盏,煎令沸,入鸡子白一枚,搅令匀,顿服。

5. **妊娠无故卒下血不止方**[△]《《女科证治准绳·胎前门》》

【组成】阿胶三两,酒一升半。

【主治】妊娠无故卒下血不止。

【用法】阿胶(炙,捣末),酒一升半,煎令消,一服愈。

6. 艾叶方《济阴纲目·胎前门》

【组成】艾叶。

【主治】妊娠胎动,昼夜叫呼,口噤,唇寒及下重痢不息,亦治妊娠腰痛,及妊娠热病并妊娠卒下血。

【用法】艾叶咬咀,以好酒五升,煮取四升,去滓,更煎一升服。口闭者格口灌之,药下即瘥。

7. 白扁豆散《济阴纲目·胎前门》

【组成】白扁豆。

【主治】妊娠误服诸般毒药毒物。

【用法】白扁豆,生去皮为细末,米饮调服方寸匕,神效,或浓煎亦可。一方用靛蓝叶草,捣取汁碗,急服即止。

第四节　中 成 药

1. 保胎灵片

【组成】熟地,牡蛎,五味子,阿胶,槲寄生,巴戟天,白术,山药,白芍,龙骨,续断,枸杞子,杜仲(炭),菟丝子(饼)。

【规格】每片相当于原药材 0.95 g。

【功效与主治】补肾,固冲,安胎。用于先兆流产,习惯性流产及因流产引起的不孕症。

【用法】口服,每次 5 片,每日 3 次。

2. 固肾安胎丸

【组成】制何首乌,地黄,肉苁蓉(制),续断,桑寄生,钩藤,菟丝子,白术(炒),黄芩,白芍。

【规格】每袋装 6 g。

【功效与主治】滋阴补肾,固冲安胎。用于早期先兆流产属中医肾阴虚证,症见:腰酸胀痛、小腹坠痛、阴道流血,可伴有头晕耳鸣,口干咽燥,神疲乏力,手足心热。

【用法】口服。每次 1 袋,每日 3 次;连续服用 14 日为 1 个疗程。

3. 嗣育保胎丸

【组成】黄芪,党参,茯苓,白术(麸炒),甘草,当归,川芎,白芍,熟地,阿胶,桑寄生,菟丝子,艾叶(炭),荆芥穗,厚朴(姜炙),枳壳(去瓤麸炒),川贝母,羌活,鹿茸粉。

【规格】每丸重 6 g。

【功效与主治】补气养血,安胎保产。本品用于孕妇气血不足引起的恶心呕吐,腰酸腹痛,足膝水肿,胎动不安,屡经流产。

【用法】口服,每次 2 丸,每日 2～3 次。

4. 安胎丸

【组成】当归,川芎(制),黄芩,白芍(炒),白术。

【规格】每丸重 6 g。

【功效与主治】养血安胎。本品用于妊娠血虚,胎动不安,面色淡黄,不思饮食,神疲乏力。

【用法】空腹开水送服,每次 1 丸,每日 2 次。

5. 千金保孕丸

【组成】杜仲,白术(炒焦),菟丝子,熟地,当归,续断,黄芩(酒制),厚朴,黄芪(制),川芎,陈皮,阿胶,艾叶(炭),白芍(酒炒),枳壳,砂仁,川贝母,甘草(制)。

【规格】每丸重 10 g。

【功效与主治】养血安胎。本品用于胎动漏血,妊娠腰痛,预防流产。

【用法】口服,每次 1 丸,每日 2 次。

6. 乐孕宁颗粒

【组成】黄芪,党参,白术,山药,白芍,当归,补骨脂,续断,杜仲,砂仁,大枣。

【规格】每袋装 5 g。

【功效与主治】健脾养血,补肾安胎。本品用于脾肾两虚所致的先兆流产,习惯性流产。

【用法】口服,每次 1 袋,每日 3 次。

7. 孕康口服液

【组成】山药,续断,黄芪,当归,狗脊(去毛),菟丝子,桑寄生,杜仲(炒),补骨脂,党参,茯苓,白术(焦),阿胶,地黄,山茱萸,枸杞子,乌梅,白芍,砂仁,益智,苎麻根,黄芩,艾叶。

【规格】每瓶装 20 mL。

【功效与主治】健脾固肾,养血安胎。本品用于肾虚型和气血虚弱型先兆流产和习惯性流产。

【用法】早、中、晚空腹口服,每次 20 mL(一支),每日 3 次。

8. 孕妇金花片

【组成】栀子,金银花,当归,白芍,川芎,地黄,黄芩,黄柏,黄连。

【规格】薄膜衣片,每片重 0.62 g。

【功效与主治】清热,安胎。本品用于孕妇头痛,眩晕,口鼻生疮,咽喉肿痛,双目赤肿,牙龈疼痛,或胎动下坠,小腹作痛,心烦不安,口干咽燥,渴喜冷饮,小便短黄等症。

【用法】口服,每次 4 片,每日 2 次。

9. 滋肾育胎丸

【组成】菟丝子,砂仁,熟地,人参,桑寄生,阿胶(炒),何首乌,艾叶,巴戟天,白术,党参,鹿角霜,枸杞子,续断,杜仲。

【规格】每瓶装 60 g。

【功效与主治】补肾健脾,益气培元,养血安胎,强壮身体。本品用于脾肾两虚,冲任不固所致的滑胎(防治习惯性流产和先兆性流产)。

【用法】口服,淡盐水或蜂蜜水送服。每次 5 g(约三分之二瓶盖),每日 3 次。

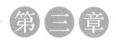

药 膳 疗 法

一、胎漏

1. 胎漏方△（《外台秘要·妊娠漏胞方》）

【组成】鸡黄,酒。

【主治】胎漏。

【用法】鸡子十四枚取黄,以好酒二升煮,使如饧,一服之。

2. 丹雄鸡肉索饼方（《太平圣惠方·治妊娠漏胎诸方》）

【组成】丹雄鸡一只,取肉作臛①,白面一斤。

【主治】养胎脏,及治胎漏下血,心烦口干。

【用法】上溲面作索饼,和臛,任意食之。

3. 地黄粥方（《太平圣惠方·治妊娠漏胎诸方》）

【组成】生地黄汁三合,糯米三合。

【主治】胎漏。

【用法】上煮糯米作粥,临熟,下地黄汁搅调令匀,空腹食之。

4. 胎漏方△（《太平圣惠方·治妊娠漏胎诸方》）

【组成】阿胶半两,炙黄为末,龙骨末一分,艾叶末一分。

【主治】胎漏。

【用法】上用糯米一(二)合,入煎药,以水煮作粥,空腹食之。

5. 鲤鱼臛方（《太平圣惠方·治妊娠胎动腹痛诸方》）

【组成】鲤鱼一斤,修事净,细切,阿胶一两,杵碎,炒黄燥,粳米二合。

【主治】妊娠胎动不安,心腹刺痛。

【用法】上件以水二升,入鱼、胶、米煮令熟,入葱白、生姜、橘皮、盐少许,更煮五七沸,食前吃。如有所伤,且吃五七日效。

---

① 臛(huò):肉羹。

6. 妊娠胎动不安方△《妇人大全良方·妊娠门》........

【组成】鲤鱼二斤,粳米一升,葱一握,豉,姜。

【主治】妊娠胎动不安。

【用法】上作臛食之,每月一度。

7. 鲜藕节糯米粥《朱南孙妇科临床秘验·妇科食养》........

【组成】鲜藕节数段,糯米 60 g。

【主治】妊娠胎漏下血、胎动不安。

【方解】明吴鹤皋《医方考》谓:"漏胎者,怀胎而点滴下血也。此是阴虚不足以济火,气虚不足以固血,故有此症。"临症治疗多以清热凉血、益气安胎为法。藕节涩平,清热止血,兼能化瘀,鲜者偏凉,养阴生津力强,该药清热而不过寒,止血而不留瘀,是胎漏之良药,单用鲜藕节数段洗净烧汤服亦效。糯米养胃,性涩而黏。两药配之可加强止漏安胎作用。

二、胎动不安

1. 葱豉安胎汤方《外台秘要·妊娠胎动方》........

【组成】香豉(熬)一升,葱白(切)一升,阿胶(炙)二两。

【主治】胎动不安。

【用法】上三味,切,以水三升煮二物,取一升,去滓,下阿胶更煎,胶烊服,一日一夕可服三四剂(《外台秘要》,出第七卷中。《经心录》同)。

2. 妊娠胎动不安方△《外台秘要·妊娠胎动方》........

【组成】赤小豆二升,著鸡子十四枚。

【主治】妊娠胎动不安。

【用法】赤小豆二升,熬令香,著鸡子十四枚,破内小豆中,更熬令黄黑,末和酒服一匕,日三服。

3. 糯米阿胶粥方《太平圣惠方·治妊娠胎动腹痛诸方》........

【组成】糯米三合、阿胶一两,捣碎炒令黄燥,捣为末。

【主治】妊娠胎动不安。

【用法】上件药,先煎糯米作粥,临熟下胶末,搅匀食之。

4．**护胎法方**[△]（《女科证治准绳·胎前门》） ·····························

【组成】鲤鱼二斤，粳米一升，葱一握，豉，姜。

【主治】妊娠胎动不安，护胎法。

【用法】上作臛食之，每月一度。

胎漏胎动不安
历代名家经验

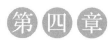

近现代名医医论医话

一、马良伯

有已受孕，经水忽来者，曰胎漏。阳明、冲任热郁，营血不安，逼而下注也。血注太多，胎元失养，则胎将不保。大法因风热蒸动者，用生地四物送下防风黄芩丸；本血虚者加杜仲、胶、艾。嗔怒太过，肝火升动，逍遥散去姜加酒黄芩。若去血太多，脾虚下陷者，宜补中益气加牡蛎、杜仲、丝绵灰，升举固摄之。母气既伤，胎元即不能长养巩固，不可不预防也。如气血俱盛而见血者，乃小儿饮少也，不必服药。

妊娠胎动不安，有因升高捧重，行止急促，或郁怒行动，或气血虚弱，根蒂不固，或房室不谨，宜各求其因而治之，通用安胎饮。操作过劳，起居失宜，加升麻、当归；郁火加黄芩、山栀；气虚血弱加黄芪、党参；房室加青苎根、泽泻。如外感风寒胎动者，急治其病，胎气自安。凡胎动小产，多在三月、四月，为心胞络、三焦养胎之时，二经属火，火性动而难静，母禀虚弱，本有内热，以火乘热，胎元必致不安。知此理者，宜先时再三申戒，务使一切谨慎安详，万一稍有不适，即当以安胎方药，宁过而在事前，无失之濡迟而贻后悔也。（《医悟·胎漏胎动不安》）

二、钱伯煊

钱伯煊治疗此症，首先从辨证着手。如气血两虚者采用十圣散或泰山磐石饮，治以补气养血；气虚者，主以补气，方用补中益气汤加减；脾弱肾虚者，治以健脾补肾，方用千金保孕丸合四君子汤；如有热象，再加黄芩、知母；如有气滞，再加橘皮、木香。总之以补肝肾为主，健脾胃为辅。从上所述，都是治本之法，所谓治病必求其本。因此无论胎漏、胎动不安、滑胎等，经治疗后，往往都能足月而顺利分娩。（《钱伯煊妇科医案·妊娠病》）

三、韩百灵

(一) 病因病机

韩百灵认为引起胎动不安、胎漏的原因不外乎肾虚、气虚、血虚、血热、外伤等。例如先天禀赋不足,肾气虚损或恣情纵欲,阴精暗耗,或命火虚衰,冲任不固均可致胎失所系,胎失所养,而发生胎漏或胎动不安。若脾胃素弱,气血不足,或劳役过度,饮食失节,损伤脾气,而致中气不足,冲任失固,胎失所载,可致胎动不安;若平素阴血不足,或久病耗血伤阴,或经期产后失血过多以致气血虚弱,血海不足,则胎失所养,亦致胎动不安;若素体阳盛,或肝郁化热,热伏冲任,损伤胎元,亦可发生胎动不安;此外还有因跌仆闪挫或登高持重,伤及冲任,气血紊乱,胎元受损,而致胎动不安者。《医宗金鉴·妇科心法要诀》说:"孕妇气血充足,形体壮实,则胎气安固;若冲任二经虚损,则胎不成实;或因暴怒伤肝,房劳伤肾,则胎气不固,易致不安;或受孕之后,患生他疾,干犯胎气,致胎不安者亦有之;或因跌仆筑磕,从高坠下,以致伤胎、堕胎者亦有之。"

(二) 辨证论治

韩百灵谨遵"胞脉者系于肾"的理论,临证时十分重视肾脾二脏在该病中的作用。他认为患胎漏或胎动不安的人,大多与脾肾两虚有关,即使由它因而引起胎漏、胎动不安,在治疗时也必须考虑到肾脾。《内经》曰:"正气存内,邪不可干,邪之所凑,其气必虚。"故韩百灵认为,补脾益肾,固冲安胎是治疗本病的关键。另外还须注意母病和胎病的关系,如《经效产宝》云:"安胎有二法,因母病以动胎,但疗母疾,其胎自安;又缘胎有不坚,故致动以病母,但疗胎则母瘥,其理甚效,不可违也。"指明了母病、胎病导致胎动不安,当分清先后的治疗原则,予以治之无不收效。

1. 肾虚型

(1) 肾阳虚

[主证] 妇人孕后小腹坠痛,阴道少量流血,甚至胎动不安,伴腰酸腿软,头晕耳鸣,尿频或失禁,舌质淡,苔白滑,脉沉弱。此属肾阳虚,冲任不固所致

胎动不安。

[治法] 温补肾阳,固冲安胎。

[方药] 加味补肾安胎饮(经验方)加减。

[药物组成] 人参10 g,白术15 g,炒杜仲15 g,续断20 g,桑寄生15 g,益智仁15 g,阿胶(烊化)15 g,艾叶15 g,菟丝子15 g,补骨脂15 g,巴戟天15 g,山药15 g。

方中人参、白术、山药益气健脾安胎;杜仲、续断、桑寄生、菟丝子、补骨脂温补肾阳,固冲安胎;益智仁益肾止遗尿;阿胶养血止胎漏;艾炭温暖命门而除寒邪,兼以止血安胎。若素有滑胎史者,可加鹿角胶等血肉有情之品,大补肾气以助安胎之效。

(2) 肾阴虚

[主证] 若见手足心热,面红赤,甚则潮热盗汗,口干不欲饮,舌红无苔,脉细数,属肾阴虚之胎动不安。

[治法] 滋阴补肾,固冲安胎。

[方药] 百灵育阴汤(经验方)加减,亦可用寿胎丸(《医学衷中参西录》)加减。

[药物组成] 熟地15 g,山茱萸15 g,续断15 g,桑寄生15 g,山药15 g,杜仲15 g,白芍20 g,牡蛎20 g,阿胶(烊化)15 g,龟板20 g。

方中熟地、白芍滋阴补血、益肾填精。《本草纲目》曰熟地治"女子伤中胞漏,经候不调,胎产百病";阿胶补血,止血,安胎。该药源于血肉,化于精血,既能补血,又能止血,为治疗血虚诸证之要药,兼有出血者更宜。《神农本草经》云治"女子下血,安胎"。杜仲、续断、桑寄生、山茱萸补益肝肾,强筋健骨,固肾安胎,而止胎漏。《经》云杜仲"止小水梦遗,暖子宫,安胎气";《滇南本草》言续断"安胎,治妇人白带,生新血";龟板、牡蛎滋阴潜阳,益肾填精。方中诸药皆入肝肾两经,共奏滋阴补肾、养血安胎之功。若流血多者,加炒地榆、墨旱莲以增强止血之力。

2. 气虚型

[主证] 孕期腰酸腹痛,小腹坠胀,阴道流血,血色浅淡,甚或流血量多,其胎欲堕,伴精神疲倦,头眩气短,动则汗出,面色㿠白,舌质淡润,苔滑,脉

缓滑。

[治法] 益气安胎。

[方药] 益气养血汤(经验方)或举元煎(《景岳全书》)加减。

[药物组成] 人参 15 g,白术 15 g,黄芪 20 g,升麻 10 g,熟地 15 g,当归 10 g,续断 15 g,桑寄生 15 g,杜仲 20 g,炙甘草 10 g。

方中参、芪大补元气;白术、甘草健脾益气,安胎。《本草正义》:"东垣谓,白术主安胎,盖为妊娠养胎,依赖脾土,术能健脾故耳。"故有白术为安胎之要药之说。熟地、当归补血养血以安胎;续断、桑寄生补肾以固冲任,止血安胎;升麻有升阳举陷之功。全方共奏益气养血安胎之效。若腰酸小腹坠痛甚者,加菟丝子;若出血多者去当归,加阿胶、艾叶炭以助养血止血安胎之力也。

3. 血虚型

[主证] 以孕期胎动下坠,阴道流血,腰酸而痛,头眩目花,皮肤不润,面色萎黄,舌淡少苔,脉虚细而滑。

[治法] 补血益气安胎。

[方药] 补血安胎饮(经验方),或苎根汤(《妇人大全良方》)加减。

[药物组成] 熟地 15 g,当归 15 g,白芍 20 g,阿胶 15 g,菟丝子 15 g,续断 15 g,桑寄生 15 g,杜仲 15 g,白术 15 g,甘草 5 g。

方中熟地、当归、白芍养阴补血安胎;白术、甘草助后天气血生化之源而安胎;杜仲、菟丝子、续断、桑寄生补肝肾,益精髓,以固胎元。韩百灵说:"若想精血重生,必须阴阳并补。因其孤阳不生,独阳不长之故也。"如流血较多者去当归,加炒艾叶、炒地榆以达止血之目的;如气虚较重者加人参、黄芪以增加益气之力。因此气血旺盛,胎元得固,方保无忧。

4. 血热型

[主证] 孕妇素体阳盛或过食辛辣,五志化火,损伤冲任而致孕期阴道流血,血色深红,甚则胎动欲堕,伴心烦口渴,喜饮冷,便秘,溲赤,舌红苔黄,脉滑数。

[治法] 清热养阴,止血安胎。

[方药] 清热养阴汤(经验方),或保阴煎(《景岳全书》)加凉血止血药。

[药物组成] 生地 15 g,白芍 15 g,地骨皮 15 g,知母 15 g,山药 15 g,炒黄

芩 15 g,续断 15 g,桑寄生 15 g,阿胶 15 g,麦冬 15 g。

方中生地、炒黄芩清热凉血,止血安胎。《滇南本草》云黄芩治"女子暴崩,调经清热,胎中有火热不安,清胎热",故被称为安胎要药。白芍补血养血敛阴;地骨皮、知母、阿胶、麦冬滋阴养血,清热安胎;续断、桑寄生、山药补肾固冲,尤能安胎。诸药配伍共奏清热凉血、养阴安胎之效,可用于血热引起的胎漏及胎动不安病证。若流血多者加墨旱莲、炒地榆以增强凉血止血安胎之力。

5. 外伤型

［主证］孕妇因登高持重,或跌仆闪挫,而致气血紊乱,冲任失固出现腰腹疼痛,甚则胎动欲堕,阴道下血,精神疲倦,脉滑无力。

［治法］益气补血,固冲安胎。

［方药］加味圣愈汤(《医宗金鉴》)加减。

［药物组成］人参,黄芪,熟地,当归,川芎,白芍,杜仲,续断,砂仁。

方中人参、黄芪大补元气,升阳举陷;熟地、白芍、当归、川芎养血;杜仲、续断补肝肾,安胎元;砂仁理气安胎。若下血较多、胎动甚者,去当归、川芎辛窜动血之药,加阿胶、炒艾叶以止血养血安胎。(《中国百年百名中医临床家丛书·韩百灵》)

四、徐荣斋

妊娠期忽有腰酸、腹重、阴道出血,或流如赤豆汁样血性液,腹不痛,病名"胎漏"。多因气血素虚、冲任不固,或跌仆闪挫,损伤胞胎所致。如轻证腰不重堕,腹部无痛者,以苎麻根用水酒煎服,简便有效。若腰酸腹痛,下血不止之重证,用圣愈汤去川芎,加阿胶、艾叶炭、桑寄生、仙鹤草,疗效亦佳;如下血量多而持续不止,腰腹酸疼,伴有下坠感者,胎已难保,用胶艾四物汤加黄芪、萸肉有部分疗效。

胎漏之脉,宜弦大滑利,忌沉细而微。用药既要根据症状,也要结合体质。凡阴虚内热者,总宜养阴清热,不宜用艾叶、香附、白术、砂仁;阳虚内寒者,应温养脾肾,不宜用黄芩、白芍。一般 3 个月前宜养脾胃,4 个月后宜补肝肾,再结合辨证施治。然而胎漏的辨证施治,也比较复杂,有的孕妇气血充盛,月经按月来潮而不坠胎,治之反堕;有的孕妇脉见滑数,月经量少,至三四个月而月经不潮,孕象明显,至 7 个月而分娩,人以为 7 月生,其实是足月;又有壮盛的孕妇,前 3 个月都有少量出血,似经非经,如无腰酸重堕感,也不必服药。

一般来说,胎动是胎漏的先兆,但也有胎动同胎漏同时并见的。胎动不安而兼下血多属热,无胎动现象而下血的多属于寒。热用生地、黄芩为主,虚寒用驴胶、艾叶为主。旧法安胎常用黄芩、白术,有的还加续断。其实黄芩性寒,白术性燥,怀孕 3 个月前后,多有胎热现象,只宜清养,不宜温燥;续断性温而动,不能因其名是"续断"而滥用它。安胎用药,当以生地养血、凉血为主,黄芩斟酌加入,白术则少用。至于胎漏动血,若下血不多,胎尚未伤,但出血淋漓不止者,宜凉则凉,宜补则补,惟以止血安胎为首要;若下血较多,又有离胞之血蓄积宫腔,腹部胀痛难忍,则用胶艾四物汤原方浓煎,一日服两剂,止血、止痛、安胎,颇有疗效。

妊娠 3~5 个月,腹部常痛,胎动如跃,阴道不出血,或出血而自止,习惯上称"胎动不安",进一步会导致"胎漏"及"流产"。胎动不安,经常腹痛,阴道无出血;治用圣愈汤,加杜仲、菟丝子、砂仁;胎动不安,腹痛下血,胶艾四物汤去川芎加山茱萸、杜仲、白术、黄芩。(《现代著名老中医名著重刊丛书·妇科知要》)

五、哈荔田

1. **下血腹痛腰酸,可保难留明鉴** 哈荔田临床发现阴道流血、腹痛下坠、腰酸等症状常常互见或先后出现。如果上述症状持续不已,胎儿生命濒于中断或已经中断,势难保留者,称为"胎萎不长"或"胎堕难留",相当于西医学之难免流产。先兆流产如及时安胎治疗,仍有继续妊娠达到足月而产的希望,难免流产则往往安胎也徒然。判定胎元可保还是难留,中医一般根据孕妇的面色和舌苔、脉象,结合其他症状进行判断,其中除阴道出血及腹痛外,尤其重视腰酸腹坠的症状。一般来讲,阴道下血量多不止,腰酸腹坠持续不已,胎多难安。阴道下血量虽不多,但色褐或夹有血块者胎亦难保。下血虽多,但色鲜红,且腹坠腰酸不甚者仍可挽救胎儿。

2. **阴中求阳补肾,温而不燥健脾** 哈荔田归纳胎漏、胎动不安及滑胎的原因总不外脾肾虚损、气血不足、冲任失固等几方面,其中尤以肾不载胎、脾失摄养为发病关键。因为肾主闭藏而系胎元,肾旺自能妊胎也,但肾与冲任二脉关系极为密切,冲为血海,任主胞胎,若肾虚则冲任不固,不能维系胎元,可导致"胎不成实"甚至"屡孕屡坠"。而脾主统血,又为气血生化之源,脾虚则血化源不足,气不摄血,血失养胎,而致胎漏、胎动不安或滑胎。故安胎应以补脾肾、益气血、固冲任为要,且尤须重视固肾。但在具体运用时,又当参照患者体质的寒热不同兼夹因素之异而进行药物的加减灵活变通。另外,母体有病则应以去病为主,扶脾肾为辅,病去则胎孕可安;若因胎气不固,影响母体致病者,则着重补脾肾以安胎,胎安则母病亦愈。

补肾安胎,哈荔田常用山茱萸、枸杞、熟地、阿胶、菟丝子、炒杜仲、川续断、桑寄生等药,以阴中求阳,水中补火,守而能走。其中山茱萸、枸杞、熟地、阿胶除益肾填精、滋肝补血外,又有安胎止血之功。又常以阿胶、鹿角胶同用,以达"阳生阴长"之功。补气健脾多选用党参、黄芪、山药、云苓、白术之类温而不燥、补而不滞之品。此外,本病的治疗必须时时注意保护胃气,使饮食增进,以后天滋先天,以保证分娩时的精气充沛,安产无忧。(《中国百年百名中医临床家丛书·哈荔田》)

六、高慧

胎漏与胎动不安的病因病机和辨证施治基本相同。其致病原因有先天父母精气不足、平素体虚、房劳所伤、邪热动胎、跌仆闪挫等。其病机关键在于气血不调,胎元不固。胎漏、胎动不安应结合不同致病原因来辨证,特别要注意体质因素和有无外伤史、其他病史、服药史以及情志因素等。其治疗以安胎为主,并根据不同情况,分别采用固肾、调气、养血、清热等法。胎漏、胎动不安之因,隋代《诸病源候论》即指出有"其母有疾以动胎"和"胎有不牢固"的母体和胎元两大类病因病理观。明代《景岳全书·妇人规》所补充的"父气薄弱,胎有不能全受而血之漏"又涉及父精不足,以致胎元不固的原因。清代《胎产心法·胎动不安论》又有"子宫久虚,血海虚羸"的病机病位说。但究其根本,本病主要责之母体气血不调、胎元不固。综历代医籍,结合今人认识,导致孕母气血不调、胎元不固的主要原因有肾虚、气血虚弱、血热以及父母精气不足等。此外,孕母不慎为跌仆所伤,或误食毒药毒物,或因痼疾,或孕后而患他病,或因胞宫病变亦可影响母体气血或直伤胎元,亦常为胎漏、胎动不安之因。

一是肾虚,孕母先天禀赋不足,肾气虚弱,或因多产(含堕胎、小产、人流等)房劳损伤,或因孕后不节房事,耗肾精伤肾气。肾虚冲任不固,血海不藏,阴血下漏,胎失所系,发为胎漏、胎动不安。《女科经论·嗣育门》引《女科集略》云"女子肾藏系于胎,是母之真气子所赖也……儿从母气……不可不慎也",即突出了肾与胎元间在生理上的密切关系。

二是气血虚弱,胎居母腹,赖孕母气载血养而发育成实,若其母素体不足,气血虚弱,或由劳倦过度,饮食不节,忧思气结,或因病恶阻,频繁呕恶所伤,以致脾虚气弱,化源匮乏;或因他病损伤气血,终至气虚而胎失所载,血失统摄,血亏故胎失所养,胎元不固而病胎漏、胎动不安。《临证指南医案·胎前》所云:"胎气系于脾,如寄生之托于苞桑,茑与女萝之施于松柏。"即举象比类、十分形象地描绘了胎元与脾气间的密切关系。《万氏妇人科·胎前章》云"脾胃虚弱不能管束其胎,气血素衰不能滋养其胎",又直接提出脾胃虚弱、气血不足而致病的机制。

三是血热,孕妇素体阳盛或因孕后过食辛辣椒荽类助热生火食物,过服温热暖宫药物,或外感热邪,或因七情内伤郁而化热,或因阴虚而内热,热伤冲任,冲任失固,血为热迫而妄行,不能养胎反离经下走发为胎漏,热扰胎元则胎动不安。《经效产宝·妊娠伤寒热病防损胎方论》云:"非即之气伤折妊妇,热毒之气侵损胞胎,遂有堕胎漏血。"《医宗己任编·胎前》所称"胎前下血,名曰漏胎……其恼怒伤肝,肝木贼土,血不能藏而成漏",均指此种病因而言。

四是跌仆外伤,孕后或因起居失慎跌仆闪挫或为举重提挈强力所伤,或因劳累过度所伤,致使气血失和,气乱而不载胎,血乱则胎失所系;或因伤而直损冲任内扰胎气,以致胎元失固导致胎漏、胎动不安。即如《诸病源候论·妇人妊娠病诸候》"行动倒仆,或从高堕下,伤损胞络,致血下动胎"及《三因极一病证方论·漏阻例》"怀孕全假经血以养胎,忽因事惊奔,或从高坠下顿仆失据……致暴下血"所言。

五是癥疾伤胎,孕妇胞内宿有癥疾,孕后因癥疾未除,瘀血内阻胞脉,恶血不去,新血不得归经,冲任气血不调,胎失所养而病胎漏,胎动不安。是以

《三因极一病证方论·产科二十一论评》有"或因顿仆惊恐，出入触冒，及素有癥瘕积聚、坏胎最多"的见解。

六是毒药毒物，妊娠期间，因误食毒药或毒物，内伤母体脏腑气血而胎失载养，或径伤胎元损动胎气，均可导致胎漏、胎动不安。类如《陈素庵妇科补解·胎前杂症门》所云："妊娠误食毒药如硝石、巴豆、砒霜、乌附等味。毒物如野菌及无名草药酿酒，病死牛羊鸡豕等，内则伤胎气、血下不止。"此外胞宫为女性主行月经、孕育胎儿的特有器官，具藏纳和泄溢的双重性生理功能，若母体胞宫发育尚不完善或有畸形，则将直接影响其孕育胎儿之功而导致胎漏、胎动不安之疾。如《广嗣五种备要·保胎方论》所云："胎动不安者，盖因子宫久虚，气血两弱，不能摄之养胎，致令不安欲堕。"对此已有一定认识。至于胎元因素，因"胎病"属于父母精气不足，胎元有所缺陷而致胎漏、胎动不安者，因其根本源于"胎多不牢实"。药物治疗多难以建功，最终常难以避免而出现堕胎、小产之患，故此作重点讨论。

1. 肾气不足证

[主要证候]妊娠期，阴道漏红，量少色淡。腰酸腹坠，或伴头晕耳鸣，小便频数，或有流产史。舌淡，苔白，脉沉滑尺弱。

[治法]补肾益气安胎。

[方药]寿胎丸。

药物组成：菟丝子120 g，桑寄生60 g，续断60 g，阿胶60 g。

水化阿胶和为丸。每次6 g，每日2次，开水送下。亦可作汤剂，用量按原方比例酌定。

若兼小便失禁者，加益智仁、覆盆子以温肾固涩；若兼失眠者，加炙远志、炒酸枣仁、茯神以宁心安神，交通心肾；若腰酸，坠痛明显者，加炙黄芪、升麻以益气升阳，或可改用安奠二天汤；若阴道流血量多，加用艾叶、仙鹤草以止血安胎，或改用补肾安胎饮。

2. 气血亏虚证

[主要证候]妊娠期，阴道漏红，量少，色淡质薄。腰酸腹坠，神疲肢软，心悸气短，面色少华。舌质淡，苔薄白，脉细滑。

[治法]补气养血安胎。

［方药］胎元饮。

［药物组成］人参、当归、杜仲、芍药各 6 g,熟地 6～9 g,白术 4.5 g,炙甘草 3 g,陈皮 2.1 g。

水煎服,每日 1 剂。

小腹下坠明显者,加黄芪、升麻以益气升提;若兼带下量多者,加补骨脂、五味子以固肾止带;若偏于血虚、心悸失眠者,加何首乌、龙眼肉、合欢皮以养血安神;若因房事动血者,加续断、阿胶以固肾止血安胎,或改用八物胶艾汤;若兼大便溏者,去熟地,倍白术,加黄芪以益气健脾。

3. 血瘀证

［主要证候］妊娠期阴道少量出血,色暗红,质稠,或小腹拘急而痛,腰酸下坠,或有堕胎、小产病史,舌暗红或有瘀点,脉弦滑,辅助检查可见盆腔包块或子宫肌瘤。辨证依据:有癥瘕病史;阴道出血,色暗,小腹痛,腰酸下坠;舌暗或有瘀点。

［治法］调和气血,固冲安胎。

［方药］当归芍药散或桂枝茯苓丸合寿胎丸。

［药物组成］当归芍药散加三七、丹参、益母草、川续断。

少腹胀痛,腰痛者,加柴胡、香附、木香;兼带下多,色黄者,加败酱草、茵陈;虚实夹杂,头晕气短,腰膝酸软者,加桑寄生、续断、黄芪、何首乌;胞中结块,加龟甲、鸡内金、橘核。桂枝茯苓丸则在阴道反复下血,色暗,或有宫腔积血,而胎儿存活者,可在严密观察下用之。中病即止,不宜过用。

4. 血热证

［主要证候］妊娠期,阴道漏红,色鲜。或腹痛下坠,心烦不安,手心灼热,口干咽燥,大便秘结。舌红,苔黄而干,脉弦滑或滑数。

［治法］清热凉血安胎。

［方药］生苎根散。

［药物组成］生苎麻根 45 g,阿胶 45 g,黄芩、赤芍、当归各 25 g。

上为粗末,每次 12 g。水煎服,每日 1 剂。

阴道流血量较多者,加墨旱莲、生地等,以清热凉血止血。兼骨蒸潮热盗汗者,为阴虚致血热,加地骨皮、知母以清虚热。腰酸明显者,加桑寄生、菟丝子以固肾安胎。方中苎麻根、黄芩为清热安胎圣药,临证时用新鲜苎麻根,效果更佳。

5. 外伤损络证

［主要证候］妊娠外伤后腰腹胀坠作痛,阴道漏红,色紫红,或有小血块。舌淡红,脉细滑无力。

［治法］调气活血,固冲安胎。

［方药］安胎散。

［药物组成］砂仁、当归、川芎各 3 g。

当归、川芎水煎调入砂仁末,每次 1 剂,每日 2 次。

兼腰酸重坠者,加川续断、桑寄生、杜仲以补肾安胎。兼气短乏力者,酌加白术、党参、黄芪等,以健脾补气安胎。若舌有紫气或有瘀点,阴道漏红色紫,或有瘀块,加丹参、益母草等,以养血活血安胎。(《全国名老中医高慧妇科疑难症诊治经验实录•中医妇科疑难病诊治》)

七、张良英

1. **诊治特色** 妊娠期间,阴道少量出血,时下时止或淋沥不断,而无腰酸、腹痛、小腹下坠者,称为胎漏。妊娠期间,出现腰酸、腹痛、小腹下坠,或少量阴道流血者,称为胎动不安。临床上,先兆流产、前置胎盘出现上述症状者属于中医本病范畴。

2. **临证关键在于辨清胎元已殒或未殒** 张良英指出,本病辨清胎元正常与否很重要。对于胎元未殒者,主张以安胎止血为主,使之继续妊娠;对于胎元已殒或胎堕难留者,则应下胎以益母体。判断胎元情况可根据临床表现与检查:一般有停经及早孕反应史,尿妊娠试验阳性,阴道流血不多,腹痛腰酸轻微,宫口未开,子宫大小与孕月相符,B超见宫内妊娠囊形态正常,有胎动、胎心者,提示胎元未殒;阴道流血量多或时间长,早孕反应消失,尿妊娠试验阴性,B超无胎动、胎心,说明胎元已殒;若阴道流血量多夹组织样物,腹痛腰酸加剧,宫口已开,则为胎堕难留。

3. **保胎以补肾健脾止血为主** 引起胎漏、胎动不安的原因虽有肾虚、气血虚弱、血热、跌扑外伤、癥疾伤胎、毒物毒药等诸多方面,但张良英认为最主要原因是脾肾虚弱、胎元不固,胎元和肾脾有密切的关系。肾中先天之精决定胎元的禀赋,后天之精可供胎元生长,肾精充足,则胎有所系养;脾气健运,气血充沛,则气以载胎,血以养胎。当各种因素导致肾虚胎元不固或脾胃虚弱,气血生化乏源,气虚不摄、血虚失养时,均会引起胎漏、胎动不安。因此,张良英针对脾肾虚弱、胎失载养之核心病机自拟了保胎方治疗。

4. 下胎应活血逐瘀益母为主　张良英认为,下胎可根据患者妊娠时间的长短及孕妇体质的强弱,或采用中药活血逐瘀去胎,或采用手术去胎。中药去胎以生化汤为主加减应用。张良英指出,若要采用中药下胎,必须注意以下几方面：① 应向患者交代清楚病情,若阴道流血量多者,需立即到医院处理。② 必须是停经时间在 50 日以内者。③ 患者的体质较好。④ 妇科检查及血常规检查未发现异常。

5. 前置胎盘以益气升提为主　前置胎盘的诊断,张良英认为应分期命名,如妊娠中期称妊娠中期前置胎盘,妊娠晚期称妊娠晚期前置胎盘,妊娠早期因胎盘尚小,可称为妊娠早期低位胎盘(常可发展为中、晚期前置胎盘)。有了早期的明确诊断,采取积极的期待疗法及适时的分娩,能明显降低流产率和围产儿死亡率。张良英指出,本病病因病机有胎元本身因素及母体因素两个方面：胎元方面多因父母先天精气不足造成胎元不能成实,发育不良而延缓着床时机及部位;母体方面多因禀赋不足,或房劳多产肾气受损,或气血不足,造成冲任气血不调,胎元不能准时、精确着床所致。胞络系于肾,冲任之本在于肾,肾虚则冲任不调,胎失所系;又气以载胎,血以养胎气血虚弱,濡养不足,胎气不固,则胎盘低置而不能附于子宫的正常部位,出现阴道下血、腰酸腹坠等现象。本病还可因子宫内膜炎、瘢痕子宫或多次人工流产刮宫以致胞宫气血受损,加之孕后脾胃易虚,导致严重气血化源不足,气虚下陷,日久胎元失养及升举无力而渐成。张良英善用补中益气汤加味治疗。

(1) 保胎方：菟丝子,熟地,党参,女贞子,黄芪,白术,山茱萸,怀山药,桑寄生,续断,阿胶,海螵蛸,甘草。

方中菟丝子、黄芪、白术、熟地补肾健脾,益气养血为君药;桑寄生、续断、山茱萸、女贞子、党参、怀山药为臣药,桑寄生、续断助菟丝子补肾固肾,山茱萸、女贞子滋肾养阴,体现补阳不忘阴,滋阴不忘阳之理念,以补肾固肾,滋养肾阴,阴阳双补,共为臣药;党参、怀山药健脾益气,在调补肾中阴阳时酌加参芪则可调补肾气,阿胶、海螵蛸为佐药,以补血滋阴止血,甘草调和诸药,为使药。

本方针对肾虚胎元不固及脾虚气血不足这两个病机而设,全方药味不多,但配伍精当合理。在临床应用中,若患者热象明显,症见咽干口燥,手足心热,舌红苔少,脉细滑数者,在保胎方的基础上加玄参、白芍、墨旱莲以养阴清热;气虚明显、下腹坠痛者,加炙升麻。对于外伤直损冲任,内扰胎元,令胎气不安者,在保胎方的基础上加炒蒲黄治疗,保胎用炒蒲黄乃张良英用药独到之处,经过长期实践,认为由于瘀血而致的阴道少量下血,腰酸腹痛之胎动不安,尤其经B超证实宫腔内有积血者,用之不但无害,还可起到化瘀止血安胎的作用,所谓"有故无殒,亦无殒也"。

(2)补中益气汤加减:黄芪,太子参,炙升麻,炒柴胡,白术,炙甘草,菟丝子,枸杞子,当归,白芍,阿胶(烊化),川续断,杜仲,桑寄生。

此方具有益气升提,安胎止血之功。方中黄芪、太子参、白术、炙甘草,健脾益气为主药;伍柴胡、升麻之轻举以协助主药升提举陷,助胎盘逐渐恢复到正常位置;配川续断、杜仲、菟丝子、桑寄生、枸杞等补肾系胎之品,加当归、白芍、阿胶养血止血安胎。全方脾肾同补,益气升提止血,故能迅速控制出血,缓解腹痛,多可继续妊娠。

(3)生化汤加味:党参、红花、益母草、当归、川芎、桃仁、炮姜、枳壳、台乌、甘草。全方具有益气活血,逐瘀下胎的作用。方中党参、红花、益母草益气活血逐瘀,为君药;当归、川芎、桃仁活血化瘀,助逐瘀下胎之力,为臣药;炮姜、枳壳、台乌温经理气止痛,为佐药;甘草调和诸药,和中缓急为使药。若阴道少量流血时间较长,下腹部疼痛明显者,加生蒲黄、川楝子、牡丹皮、延胡索;若神疲乏力明显者,加炙黄芪、白术、怀山药;腰痛明显者加川断、补骨脂。(《张良英学术思想与临床经验集·临床经验》)

八、常青

1. **病因病机** 中医学理论认为,导致胎漏、胎动不安的主要病机是冲任虚损,胎元不固。常见的病因病机包括肾气亏虚、血热伤胎、气血不足、气滞血瘀。肾藏精,主生殖,肾气不足,冲任失固,则致胎元不固;素体阳盛内热或阴虚内热,或摄入炙热肥厚之品过多,热邪内扰,损伤冲任,致使胎元不固;素体气血亏虚,或孕后劳伤心脾,气血生化不足,冲任虚损,胎元失养;宿有癥瘕或孕后跌仆损伤,气血瘀滞,瘀阻冲任,胎元失固,临床治疗多从补肾安胎、清热安胎、补气养血、活血消癥等方面辨证论治。

2. **用药特色**　常青认为胎漏、胎动不安多由脾失健运,肾不固胎所致,《景岳全书·妇人规》云:"妇人肾以系胎,而腰为肾之府,故胎孕之妇,最虑腰痛,痛甚则坠,不可不防。"常青常用方药:太子参30 g,炒白术60 g,菟丝子30 g,续断30 g,苎麻根30 g,白首乌10 g,炒黄芩30 g,白茅根30 g,墨旱莲30 g,炙甘草10 g。方中太子参、炒白术健脾益气;菟丝子、续断、白首乌等补肾安胎,现代药理研究表明,补肾类药物可增强黄体功能,提高血清黄体酮含量;白茅根、苎麻根凉血止血安胎;炒黄芩具清热安胎之功;墨旱莲滋补肝肾,凉血止血。全方共奏健脾益气、滋补肝肾、凉血止血之效,脾气旺盛,肝肾充足,冲任条达则胎元得以稳固。

常青认为,妊娠期用药有四宜:宜清热、宜养阴、宜健脾、宜补肾。临床用药应以此为原则,随症加减。小腹痛下坠者,加炒白芍、炙黄芪、升麻;阴道出血不止者,加仙鹤草、藕节炭、小蓟炭;腰痛明显者,加桑寄生、杜仲;脘闷恶心者,加紫苏梗、砂仁;津液不足者,加石斛、芦根。(《常青内妇科临证精华·妇科病临证精华》)

九、刘瑞芬

1. **"脾肾亏虚,冲任气血不足"为基本病机**　张景岳《景岳全书·胎孕类》曰:"凡妇人胎气不安者,证本非一,治亦不同,盖胎气不安,必有所因,或虚、或实,或寒或热,皆能为胎气之病,去其所病,便是安胎之法。"故欲治疗本病,必须掌握其病因病机。刘瑞芬在借鉴各医家有效经验的基础上,结合自己多年的临床经验,认为胎漏、胎动不安的发生与肾虚息息相关。若肾气不足,子宫固摄无力,冲任虚损,则胎无以固;肾阴虚,则阴虚火旺,热扰血海;肾阳亏虚,命门火衰,则宫寒无以养胎。正如《女科经论》所载:"女之肾脉系于胎,是母之胎气,子之所赖也,若肾气亏损,便不能固摄胎元。"《医学衷中参西录》云:"胎在母腹,若果善吸其母之气化,自无下坠之虞,且男女生育,皆赖肾脏所强。"此皆强调该病病机以肾虚为根本。同时胎孕得固,除先天肾气之载养外,又赖后天脾胃水谷精微之滋长。脾胃乃后天之本,气血生化之源,气以载胎,血以养胎。若素体脾胃虚弱或饮食失调,或孕后思虑劳倦过度,过劳伤脾,而致化源不足,冲任亏损,亦不能摄养胎元,而致胎动不安。《医宗金鉴·妇科心法要诀》曰:"孕妇气血充足,形体壮实,则胎气安固。若冲任二经虚损,则胎不成实。"可见冲任气血虚弱也是本病发生的一个重要原因。因此,胎漏、胎动不安的病因病机为脾肾两虚、冲任气血不足。

此外,刘瑞芬在借鉴前人经验基础上,结合多年临床实践,认为流产的发生除与脾肾亏虚、冲任气血不足有关外,阴虚热扰而致胎动不安亦不容忽视。刘瑞芬认为孕妇在妊娠期间,阴血下聚养胎,机体处于阴血偏虚、阳气偏旺的特殊生理状态。在此状态下,若孕妇素体阳盛,或孕后过食辛辣助阳之品,或七情内伤郁而化热,或感受热邪,均可导致热扰冲任,冲任失固,血为热迫而妄行,不能养胎而下走,发为胎漏;热扰胎元则胎动不安。正如《景岳全书·妇人规》曰:"凡胎热者,血易动,血动者,胎不安。"

2. 以"补肾健脾,养血固冲"为基本治法 根据胎漏、胎动不安的病因,刘瑞芬提出"补肾健脾,养血固冲"的治疗原则。临床上以自拟方"补肾安胎方"为基本方加减应用,疗效满意。方药:菟丝子、桑寄生、炒续断、炒杜仲、枸杞子、党参、炒白术、炒白芍、黄芩、麦冬、砂仁、炙甘草。方中菟丝子补肾益精,固摄冲任,用以为君,肾旺自能荫胎。桑寄生补肝肾、固冲任;杜仲乃补肝肾、强筋骨、固胎元之良药;川断补肝肾、行血脉,具有补而不滞、行而不泄之特征,共为臣药。四药共奏补肾、固冲、养血之效。因阿胶黏腻,有碍消化,而胎漏、胎动不安的患者多脾虚气弱,化源不足,故刘瑞芬在临床应用时去掉了寿胎丸中的阿胶;党参、炒白术、枸杞子补气健脾生血,使先天之肾气得后天之养而生化无穷,脾肾合治,调养冲任;白芍养血敛阴、柔肝止痛,合甘草补脾益气、缓急止痛,且调和诸药;黄芩清热安胎;砂仁行气和中安胎;麦冬养阴清热除烦。全方共奏补肾健脾益气、养血固冲安胎之效,补中寓疏,温中寓滋,使补而不滞,温而不燥,阴阳并补,脾肾同治,气血双调。在上方基础上,若有阴道流血者,加墨旱莲、海螵蛸、苎麻根等止血安胎。若为母儿血型不合所致,加茵陈蒿汤清热利湿安胎。若有妊娠呕恶者,加竹茹、紫苏梗、陈皮调畅气机,和胃止呕。小腹下坠者,加黄芪、升麻益气升提。五心烦热者,加莲子心、天冬清心养阴以安胎。失眠多梦者,恐梦交伤胎,加夜交藤、酸枣仁、茯神、莲子心,取其心肾相济之用。便稀者,加用山药健脾益气。肝郁者,加香附疏肝理气。阴虚者,加生地、天冬、石斛以养阴。

3. 衷中参西,病证互参 刘瑞芬在辨证论治的同时,积极借鉴现代医学的最新成果认真探讨本病发生机制,对患者进行必要而系统的西医检查,以明确病因。针对具体病因采用中医辨证与西医辨病相结合。若因孕卵或胚胎本身发育不良引起的流产,则尽快下胎益母。阴道反复出血容易导致感染,最终引起胎儿宫腔内感染而致流产,因此,对于胎漏、胎动不安而言,刘瑞芬认为止血尤为关键,应立即止血治疗,并注重感染的防治。胎漏、胎动不安多发生在胚胎着床时期,此时最易黄体功能不足,故根据血雌二醇(E_2)、人绒毛膜促性腺激素 β 亚单位测定(β-HCG)及孕酮(P)的水平,肌内注射黄体酮针及绒毛膜促性腺激素(HCG)尤为重要。对于宫颈内口松弛引起的先兆流产或习惯性流产,则应于妊娠第 14~第 16 周行宫颈内口环扎术。对于免疫因素导致的流产,则给予免疫抑制、抗血小板凝集、主动免疫等治疗。同时受孕之后,由于孕激素的分泌增加,基础体温会维持在高温相。如果体温忽高忽低,常常提示黄体功能不足,有流产的迹象,应在保胎过程中注意,故刘瑞芬建议患者孕后继续监测基础体温,以治疗时作为参考。同时对于阴道反复出血,而 B 超检查宫腔无积血、胎儿发育正常者,应及时询问患者既往有无宫颈及阴道病变,必要时可行妇科检查。

4. 防重于治,调畅情志 刘瑞芬认为对习惯性流产的患者,除孕前查找病因,消除诱因外,应按孕前调理、试孕月及孕后安胎三步进行治疗,尤其重视"预培其损"的预防性治疗措施。孕前按照经期、经后期、经前期三期分期论治。经期重在活血调经;经后期意在滋阴助阳,促发氤氲之候;经前期则予益肾养血、疏导调经或益肾养血、健脾助孕。试孕月从月经第 5 日起用药,以益肾填精为主,结合卵泡监测,当优势卵泡大于等于 1.8 cm 时,则认为系优质卵泡而指导同房。并从确认妊娠之时起,口服补肾安胎方至上次发生流产时间后 2 周以上,方可停药。

其次,对于本病,药物治疗固不可少,患者的自我调护在保胎中亦起到同样重要的作用。刘瑞芬在接诊每一位先兆流产患者时,都会耐心为其分析病情,强调自我调护的重要性,以取得患者的密切配合,这有利于病情的恢复和疗效的巩固。同时她还向患者交代,在病情缓解后仍需坚持用药,不可中病即止;亦宜随时调护,以求巩固疗效。内容包括情绪、饮食、冷暖、房事、慎用药物四个方面。胎动不安的患者多会产生恐惧紧张的情绪,所以首先要消除患者的恐惧心理,避免精神紧张,安定其情绪,使其配合医生的治疗。在日常生活中患者要保持乐观豁达的心态学会遇事自我调节情绪,以防"十剂之功,废于一怒"。其次,嘱孕妇孕期要饮食有节,饥饱适度,多食易消化又富有营养,低脂肪、高蛋白的饮食,使脾胃健而气血化生有源,使胎有载养。患者应忌食生冷、辛辣、油腻的食品,保持大便通畅。再次,应顺应四时气候的变化,在季节转换或气温变化时及时增减衣被,以防过冷过热,而致疾病的发生。最后,对于发生胎漏、胎动不安的患者,为保肾精充足,孕后应严禁房事。

(《刘瑞芬妇科经验集·临床经验》)

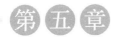

历 代 医 案

第一节 古 代 医 案

一、胎漏

(一)《妇人大全良方》案

案1 一妊妇下血,服凉血之药,下血益甚,食少体倦。此脾气虚而不能摄血,余用补中益气汤而愈。后因怒而寒热,其血仍下,此肝火旺而血沸腾,用加味逍遥散血止,用补中益气汤而安。

案2 一妊妇下血,发热作渴,食少体倦。属脾气虚而肝火所侮,用四君子加柴胡、山栀血止。因怒复作,用六君加柴胡、山栀、升麻而安。(《妇人大全良方·妊娠漏胎下血方论第五》)

(二)《校注妇人良方》案

案1 一妊娠六月,每怒下血,甚至寒热头痛,胁胀腹疼,作呕少食。余谓寒热头痛,乃肝火上冲;胁胀腹痛,乃肝气不行;作呕不食,乃肝侮脾胃;小便下血,乃肝火血热。用小柴胡加芍药、炒黑山栀、茯苓、白术而愈。

案2 一妊娠六月,体倦食少,劳役下血,用六君加当归、熟地、升麻、柴胡而愈。(《校注妇人良方·妊娠疾病门》)

(三)《女科撮要》案

一妊娠三月,其经月来三五次,但不多,饮食、精神如故。此血盛有余,儿大能饮,自不来矣,果然。(《女科撮要·保胎》)

(四)《名医类案》案

案1 丹溪治一妇人,年二十余,三个月孕,发疟疾后,淡血水下,腹满口渴。以白术、白芍、茯苓各一钱,黄芩、归尾、川芎、陈皮各五分,炙甘草二分。

案2 一妇年三十余,孕八九个月,漏胎不止,胎比前时稍宽收小,血色微紫有块,食减平时三之一,腹微痛,无情绪。以人参、白术、白芍各一钱,陈皮、川芎、茯苓、缩砂、大腹皮各三分,香莲藤七叶,同煎,食前下三胜丸五十粒。

案3 江哲,字明远,婺人,以医名家。先是城东有古木,鹳巢其巅有年矣。明远一日见人缘木得所伏二卵而下,就买之,且饲食之,俾复以归于巢,微伤矣。其鹳每归,雄鸣雌和,忽连日无声。江登楼望,惟见雌伏,又越二三日,闻其和鸣,则雄归矣。越月而雏生,忽二鹳俱飞至药局,遗一草而去。江取视之,红藤缠绕,根叶犹润,乃植之。适夏四月香会,有云游道人见所植,惊曰:此漏胎药也,海外方有之,安所得此乎? 及宝祐间,诊御脉,公主下嫁后得漏胎疾,江以藤和剂,果效。先是鹳远取以缠破卵也。

案4 江应宿治王祠部安人,孕三月,腰腹递痛,漏下不止,气涌胀闷。速予诊视,六脉弦数,平昔脉极沉细,此必怒动,肝火挟相火而生内热,喜脉不滑,未至离经,犹可保也。以条芩、白术、枳壳、香附、茯苓、阿胶、白芍、当归、陈皮,煎调鹿角(煅,酒淬细末)一钱,更进抑青丸,一服痛已,数服平复(胎漏)。(《名医类案·胎漏》)

案5 江篁南治一妇,妊娠三月,因闪挫伤胎,腰痛,小腹疼,下血,内有热。用当归、白术、黄芩(上)、熟地、川芎、防风、砂仁(中)、艾叶(上)、香附(下),上下之分,即君臣佐使之法。上用水煎服,血止,小腹不痛。去砂仁,又用鸡子黄三个,以酒搅化,煮熟食之,即痊。《本草》鸡子黄治胎漏(胎热)。(《名医类案·胎热》)

(五)《赤水玄珠医案》案

一妇妊娠六月,每怒下血,甚至寒热,头痛,胁胀,腹痛,作呕少食。予谓寒热头痛,乃肝火上冲,胁胀腹痛,乃肝气不行。作呕食少,乃肝侮脾胃。下血,乃肝火血热。用小柴胡加芍药、炒黑山栀、茯苓、白术而愈。诃子能止胎漏,及胎动欲生,胀闷气喘。(《赤水玄珠医案·妇人门》)

(六)《孙文垣医案》案

案1 溪亭子室,妊已七月,梦见亡过祖母,挥拳背打一下,惊醒即觉胎动不安,血已下,大小便皆急,腰与小腹胀疼者五日,此亦事之奇也。迓予为治。两寸脉俱短弱,此上焦元气大虚,当骤补之。人参、阿胶、黄芪、白术各二钱,当归、白芍、条芩、杜仲各一钱,砂仁、香附各五分,苎根嫩皮三钱,葱白六钱。一剂而血止,两剂诸症悉除,而神渐安。四帖后,减去苎根、葱白,调理旬日。足月而产一女。(《孙文垣医案·医案二卷》)

案2 侄孙尔嘉内人,三孕而三小产。六脉滑数,乃气虚血热也。由其热,故多滑下,因其血频下,心甚恐怖,终日偃卧,略不敢起身,稍起,血即大下。与生地黄、白芍药、白术、地榆、桑寄生、续断、甘草、升麻、椿根白皮、黄柏、条芩服之,而血三日不来,惟白带绵绵下。过五日后,因有不得已事,起身稍劳,血又大下。予谓血滑已久,如水行旧路,若不涩之必不能止。又思血海甚热,亦肝风所致。防风子芩丸,正与病对,宜制与之。又制白芍药六两,侧柏叶、条芩各三两,防风、椿根白皮各二两,蜜丸服之。从此血止胎安,足月而产子。此后连产三子,并无胎漏之患。后遇胎漏,递用此法,莫不良已。附告同志,以便取用。(《孙文垣医案·医案四卷》)

(七)《临证指南医案》案

案1 某。胎漏鼻衄,发疹而喘。

淡黄芩,真阿胶,青苎。

案2 某。触胎下血,腹痛而坠。

人参,炒白芍,炙草,广皮,熟地炭,炒砂仁末。

加纹银一二两、青苎一两。

又:照前方去熟地,加炮姜、熟术。

又:人参,熟地,炒归身,炒白芍,炙草,茯神,广皮,炒砂仁。

案3 陆十八。形瘦,脉数尺动,不食恶心,证象恶阻,腰痛见红,为胎漏欲坠。

青苎二钱,建莲五钱,纹银一两,砂仁七分,白糯米一钱。

案4 某,三月胎漏,用固下益气。

人参,熟术,熟地,阿胶,白芍,炙草,砂仁,艾炭(胎前)。(《临证指南医案·胎前》)

(八)《叶天士晚年方案真本》案

沈槐树巷,廿二岁。自交秋初,皆令阴阳巅胀失血。三月怀妊,法当养阴固胎。

人参,黑壳建莲,子芩,阿胶,生白芍,桑寄生(杂症)。(《叶天士晚年方案真本》)

(九)《续名医类案》案

案 1 张子和治一妇,娠半年,因伤损下血。张诊之,以三和汤(一名玉烛散)、承气汤、四物汤对停,加朴硝煎之,下数行,痛如手拔,下血亦止。此法可与智识高明者言,膏粱之家,慎勿举似,非徒骇之,抑又谤之。呜乎! 正道难行,正法难用,古今皆然。

案 2 张路玉治郑墨林夫人,素有便红证,妊七月,正肺气养胎时,患冬温咳嗽,咽痛如刺,下血如崩,脉较平时反觉小弱而数,此热伤手太阴血分也。与黄连阿胶汤,二剂血止。后去黄连,加葳蕤、桔梗、人中黄,四剂而安。

案 3 柴屿青治其妾母,怀孕五月,与女伴争竞致伤,腹痛见红,稳婆验云:昨夜子已在产门,定死腹中。诊其六脉如常,验其舌红活,断以决无此理。用安胎养血药,二剂而起。至十月满,足产一子。

案 4 魏玉璜曰:许竹溪室人,妊娠七月,偶以举重跌磕,遂胎动下血甚多,与熟地一两,杞子五钱,白芍三钱,甘草五分,枣仁三钱,数剂全愈。

案 5 胡田室人先尝妊娠,以胎漏诸治罔效。延至二十四月而产。近有孕,仍漏血下,因胃痛,求治。脉之,两关弦数,与生地、杞子、沙参、麦冬、川楝,胃痛愈,而胎亦不漏矣。(《续名医类案》卷二十四《下血》)

(十)《南雅堂医案》案

孕百日忽患胎漏,益气以固其下,大旨如是。

熟地黄二钱,人参三钱,炒白术三钱,白芍一钱五分,阿胶一钱三,缩砂仁五分(研末冲),艾叶一钱(焙存性),炙甘草八分(胎孕门)。(《南雅堂医案·胎孕门》)

（十一）《程杏轩医案》案

某妇胎动下血，昔闻先辈云：补中益气汤，乃安胎圣药，予未深信。乾隆癸丑秋，某妇怀孕数月，腰腹俱痛，恶露行多，势欲下堕，诸药不应，投以此方，加阿胶即安，后屡用皆验。缘方中有参、芪、归、术培补气血，妙在升、柴二味升举之力，俾胎元不至下陷，然后补药得以奏功。血热加黄芩，血虚加地黄尤妙。（《程杏轩医案》）

（十二）《尚友堂医案》案

案1 某氏。经闭成块，疑为瘀，腹痛猝崩。医云：瘀滞未净，用攻消药，淋胀日甚。予谓：瘀血既行，理无作胀。诊脉阳虚而阴搏，知妊娠血漏。用七味阿胶散，加白芍药、木香、杜仲、续断，血止胀消，后果孕产。此安胎止漏，兼畅脾摄血，胀痛自除。盖妊娠下血，名曰胎漏，多由闪挫损伤胞络致之。若转用攻伐再动新血，益加虚痛作胀，直至堕胎方悔耳。

案2 吕氏。将产腹痛血下，脉短滑，左虚芤。予谓：脉未离经，决非正产。右关短滑，系食滞，腹痛见红由触损，但须行气补血。用红米曲、陈皮、楂肉，利气消滞，以当归、白芍药，和血定痛，逾两旬乃产。

案3 某氏。过期不产，按月经行，事所或有。今述孕已两载，兼见乳汁腹大不产，计欲攻堕，然细诊却非产脉，须知漏卮不塞，孕何由成？且万无攻坠之理，虽属怪症，应以常法主治，惟明理者知之。方用熟地、潞参、当归、白芍药、白术、炙草、杜仲、枸杞子、续断、砂仁、广皮、莲、枣，此以气摄血之剂，多服则漏止胎长，接服二十剂，又逾八九月而产。（《类证治裁·胎前论治》）

案4 靖邑舒采贵妻，六脉沉伏，腹痛泄泻，动胎下血。此暑气冒于外，寒滞积于中。法宜解暑散寒，安胎止血。方用党参、白术、苏梗、藿梗、砂仁、小茴、吴茱萸、山楂炭、炮姜灰、蕲艾绒（醋炒）、茯苓、陈皮、甘草。二剂而痛泻俱减，血固胎安。（《尚友堂医案·治孕妇腹痛泄泻动胎下血》）

（十三）《王氏医案续编》案

满洲少妇，怀娠漏血，医投补药漏如故。间或不漏则吐血，延逾二载，腹中渐动，孕已无疑，然血久溢于上下，甚至纳食即吐，多医不能治。孟英诊之，脉滑数有力,是气实而血热也,证不属虚,补药反能助病,愈补愈漏。胎无血荫而不长,其所以不堕者,气分坚实耳。与大剂清营药,血溢遂止,而稀沫频吐,得饮即呕,口渴心忡,气短似促。乃用西洋参、麦冬、知母、石斛、枇杷叶、竹茹、柿蒂、生白芍、木瓜,重加乌梅投之(清肺柔肝、益气生津,与证针锋相对)。覆杯即安,次日能吃饭矣。(《王氏医案续编》)

(十四)《问斋医案》案

案1 妊娠临月,血下不止,非佳兆也。

当归身,川芎,紫丹参,肥杜仲,大生地,东洋参,藕汁,童便(胎前)。

案2 经淋二十余日不断,败胎可知。腰不痛者,胎本不固也。脉来滑数而空,阴亏水不制火,血热无以荣胎,有覆辙相寻之虑。宜静养真阴,以清营热为主。

大生地,当归身,大丹参,冬白术,生甘草,陈阿胶,东洋参,奎白芍,川续断,枯黄芩,肥玉竹(半产)。(《问斋医案·妇人杂病》)

(十五)《慎五堂治验录》案

王,右,三月。怀孕七月,腰酸漏红,急拟银苎法,胎勿下坠为吉。

纹银一件,元米一合,砂仁炒白芍二钱,苎根三钱,续断三钱,砂仁炒生地三钱,归身二钱,莲子三钱,杜仲三钱,香附三钱。(《慎五堂治验录》)

(十六)《温氏医案》案

友人章虚谷之妇,年二十余,怀孕每至三月而堕。此次有娠,恰至三月,又复腹痛动红,延余诊视。审其六脉沉迟,四肢酸软。余曰:此乃元阳不足,中气太虚,腹痛动红,乃阴气下坠,急宜温中固气以保胎元。其人略知医理,深为诧异,遂曰:昔人云胎前宜凉,黄芩、白术为安胎之圣药,今已动红,想系热灼于中,温药恐非所宜,请申其说,以解疑惑。余曰:夫医之一道,不可执一,万病俱有阴阳,胎孕何独不然,子不观夫种苗乎?视地之寒燠,以为种植之准则,有用灰粪者,有不用灰粪者,甚至有用牛骨烧灰,石灰插苗,此乃补地气之偏倚也。尊阃六脉沉细,四肢酸软,乃真阳不足之象,胎气不固,因此腹痛动红,名曰胎漏,皆由气不能统之故。若系因热动胎,必然脉现洪数,口渴心烦。此症宜用六君子汤加杜仲、续断、菟丝、姜、附以温之。其人疑释,信而服之。次日复诊,欣然告曰:服君之药,果然痛止红收,今日腹饥思食,今而后方知医乃活法,前此余自用黄芩安胎,反以堕胎,可见读书要在得问,医道贵辨寒热。余曰:君可取陈修园《妇科要旨》熟读,自得其详余不复赘。嗣后并未小产,连举三子矣。时当季世阳衰之候,人秉天地之气而生,胎寒者十之八九,胎热者十之一二,临症之人务当详辨,不可以胎前宜凉一语,奉为圭臬,则是望嗣者之大幸也。(《温氏医案·安胎》)

(十七)《丛桂草堂医案》案

癸丑冬月,裕大昌木行伊君夫人,年二十六岁,怀孕三月,骤然腹痛下血,既痛且胀痛甚则头出冷汗,手冷鼻冷,胸闷呕吐,前后阴皆阻胀不堪,左手脉伏不现,右脉弱小,面色淡黄白而无光采,舌色淡无苔,此气血虚寒之象,殆由劳力受寒使然。盖中下焦阳气不足,腹部受寒,则血脉流行阻滞而为痛胀,胃脏受寒,则消化停阻而呕吐,子宫之血管破裂则下血。左手脉伏者,血为寒凝,营卫之功用失常度也。右脉弱小者,气血虚寒之本相也。前后阴与腹部阻胀拒按者,血为寒凝,阳气不能运行也。额冷、鼻冷、手冷面色无神者,亦皆虚寒之本色也。其病殆与伤寒直中阴经无异,特孕妇之病,又兼漏下,与常人异耳。问之,果因送其伯父之殡,夜间操麻雀牌未眠,黎明乘舆登山,饱受风寒,归家即病。拟方以胶艾汤合建中汤法:当归、地黄各四钱,川芎二钱,阿胶三钱,以止血安胎;肉桂八分,制附子一钱五分,桂枝二钱,炒白芍三钱,以回阳止痛,而散寒邪;砂仁一钱,木香一钱五分,以温胃消滞,而通阻胀;党参三钱,红枣三枚,生姜三片,以扶元气而和营卫,作煎剂服。明日复诊,痛胀均大退,呕吐亦止,能对予发言,亦能进粥,左脉亦现,面色亦较有生气,但下血未止,心内常觉空虚,乃以原方去木香、砂仁、桂枝、川芎,并稍减桂、附,改地黄为熟地,而当归亦减用二钱,加枸杞三钱,茴香二钱,接服三剂,饮食起居,略如平人矣。一月后,始强健,而胎则杳然,盖下血时已随波而堕矣。(《丛桂草堂医案》)

(十八)《张聿青医案》案

案1 右。怀孕两月有余,劳勚损动胎元,淋沥见红。有胎坠之虞。

炙黄芪,茯神,细子芩,野苎根,上党参,菟丝子,于术,白芍,阿胶,乌贼骨,蒲黄炭,藕节。

案2 某右。经停三月,每月淋沥,色正赤且鲜,气攻辘辘。脉弦而滑。此气分不和,致血紊乱,胎漏之象也。

熟地黄四钱,炒萸肉二钱,粉丹皮二钱,炒山药三钱,细子芩二钱,香附二钱,茯苓神各二钱,砂仁七分,泽泻一钱五分(胎前)。

案3 盛右。月前曾下黄水,胎元不能固摄,才有渗漏之事,适又劳动,胎系震损,今晨又复见红,腰酸腹满。脉缓急不调。急为安固,参以理气,盖安胎以理气为先也。

台参须(另煎冲,七分),阿胶一钱五分,于术一钱五分,木香五分,砂仁五分,磨苏梗七分,淡子芩一钱五分,乌贼骨三钱,杜仲三钱,川断肉三钱,杭白芍二钱,荷蒂四枚。

案4 穆右。经停五月有余,不时漏下,饮食起居,悉如平人,脉缓微滑。胎漏见象。宜和阴泄热,参以调气。

阿胶珠二钱,粉丹皮二钱,地榆炭二钱,广木香三分,当归炭二钱,炒于术一钱五分,杭白芍(酒)一钱五分,细子芩一钱五分,鲜荷蒂三枚。

二诊 漏下已止,脉缓微滑,起居如平人。良由血热不固,仍从胎漏主治。

细子芩一钱五分,老苏梗一钱五分,缩砂仁(后下)五分,川贝母一钱五分,阿胶珠二钱,粉丹皮二钱,细生地四钱,地榆炭二钱,鲜荷蒂三枚,杭白芍(酒炒)一钱五分。(《张聿青医案·胎前》)

(十九)《曹沧洲医案》案

周胎。漏红八日,少腹支急,势在必下,大便闭。拟择要立方。

全当归二钱,四制香附三钱五分,大麻仁泥一两,川楝子三钱五分(炒),川芎五分,丹参三钱,六曲三钱,大腹皮三钱(洗),赤芍三钱五分,台乌药三钱五分,车前子三钱(绢包),宋半夏三钱五分,陈佛手三钱五分(经产门)。(《曹沧洲医案》)

二、胎动不安

(一)《校注妇人良方》案

案1 一妊妇内热晡热,或兼寒热,饮食少思,其胎或下坠,或上攻。此

肝经血虚而火动耳,先用加味逍遥散数剂,次用六君子加柴胡、枳壳,各数剂而愈。(《校注妇人良方·胎动不安方论》)

案2 一妊妇每因恚,其胎上逼,左关脉弦洪。乃肝火内动,用小柴胡加茯苓、枳壳、山栀而愈。但体倦不食,用六君子调养脾土,加柴胡、枳壳调和肝气乃瘥。

案3 一妊妇胎上逼,胸满嗳气,饮食少思,此脾气郁滞,用紫苏饮顿安,又用四君子加枳壳、柴胡、山栀而瘥。(《校注妇人良方·妊娠胎上逼方论》)

案4 一妊妇小腹作痛,其胎不安,气攻左右,或时逆上,小便不利。用小柴胡汤加青皮、山栀,清肝火而愈。后因怒,小腹胀满,小便不利,水道重坠,胎仍不安。此亦肝木炽盛所致,用龙胆泻肝汤一剂,诸症顿愈。乃以四君子加柴胡、升麻,以培脾土而安。(《校注妇人良方·妊娠小腹痛方论》)

案5 鸿胪张淑人,痢疾后胎动,心神不安,肢体殊倦,用八珍散二十余剂渐愈。因劳,加烦热头痛,以大剂补中益气汤,加蔓荆子治之热痛顿止,仍用前散,又五十余剂而安。其后生产甚易。(《校注妇人良方·妊娠胎动不安当下方论》)

案6 一妊妇霍乱已止,但不进饮食,口内味酸,泛行消导宽中。余曰:此胃气伤而虚热也,当用四君子汤。彼不信,乃服人参养胃汤。呕吐酸水,其胎不安,是药复伤也,仍与四君子汤,俾煎熟,令患者先嗅药气,不作呕则呷少许,恐复呕则胎为钓动也。如是旬余而愈。(《校注妇人良方·妊娠霍乱方论》)

案7 地官胡成甫之内,妊娠久痢,自用消导理气之剂,腹内重坠,胎气不安。又用阿胶、艾叶之类,不应。余曰:腹重坠下,元气虚也;胎动不安,内热盛也。遂用补中益气而安,又用六君子汤全愈。(《校注妇人良方·妊娠下痢黄水方论》)

案8 一妊娠因停食,服枳术丸,胸腹不利,饮食益少。更服消导宽中之剂,其胎下坠。余谓此脾气虚而不能承载也。用补中益气及六君子汤,中气渐健,其胎渐安。又用八珍汤加柴胡、升麻,调理而痊。(《校注妇人良方·妊娠伤食方论》)

(二)《明医杂著》案

吾妻尝胎漏,忽日血大崩,遂晕去,服童便而醒,少顷复晕,急煎服荆芥,随醒随晕,服止血止晕之药不效,忽然呕吐。予以童便药汁,满于胸膈也,即以手探吐之,少间吐出米饭及齑菜碗许。询问其由,适方午饭后着恼,故即崩而不止。予悟曰:因方饱食,胃气不行,故崩甚。血既大崩,胃气益虚而不能运化,宜乎服药而无效也。急宜调理脾胃,遂用白术五钱,陈皮、麦芽各二钱,煎服之。服未半而晕止,再服而崩止,遂专理脾胃,服十数剂,胃气始还。然后加血药服之而安。若不审知食滞,而专用血崩血晕之药,岂不误哉。(《明医杂著》)

(三)《张氏医通》案

案1 尹闵介眉甥媳,素禀气虚多痰,怀妊三月,因腊月举丧受寒遂恶寒不食,呕逆清血,腹痛下坠,脉得弦细如丝,按之欲绝。与生料干姜人参半夏丸二服,不应,更与附子理中,加苓、半、肉桂调理而康。门人问曰:尝闻桂、附、半夏,孕妇禁服,而此并行无碍,何也?曰:举世皆以黄芩、白术为安胎圣药,桂、附为阴胎峻剂,孰知反有安胎妙用哉!盖子气之安危,系乎母气之偏胜。若母气火,得芩、连则安,得桂、附则危;母气多痰,得芩、半则安,得归、地则危;母气多寒,得桂、附则安,得芩、连则危。务在调其偏,适其寒温,世未有母气逆而胎得安者,亦未有母气安而胎反堕者。所以《金匮》有怀妊六七月,胎胀腹痛恶寒,少股如扇,用附子汤温其脏者。然认证不果,不得妄行是法,一有差误,祸不旋踵,非比芩、术之误,犹可延引时日也。(《张氏医通》卷二《诸伤门》)

案2 石顽治太史钱宫声媳,去秋疟久大虚,饮食大减,经水不调季冬略行一度,今春时发寒热,腹满不食,服宽胀利水药不应,拟进破血通经之剂,邀石顽相商。其脉左寸厥厥动摇,关右与两尺虽微弦,而重按久按却滑实流利,惟右寸左关虚濡而数,得之涩涩少力,此阴中伏阳之象,洵为胎脉无疑,良由中气虚乏不能转运其胎,故尔作胀。前医曰:自结缡迄今,距十二载,从来未曾受孕,病后元气大虚,安有怀娠之理。石顽曰:向之不孕必有其故,今病后余热留于血室,因而得妊,亦恒有之,细推病机,每粥食到口,辄欲作呕,惟向晚寒热之际,得热饮入胃,其寒热顿减,岂非胃气虚寒,水精不能四布,留积而为液,汪洋心下乎?俗名恶阻是也。其腹满便难之虚实,尤须明辨。《金匮》有云:阳脉微弦、法当腹满,不满必便难,乃虚寒从下上也,当以温药服之。况大便之后,每加胀急,以气下通,浊阴乘机上扰,与得下暂时宽快迥殊。其治虽当安胎为主,但浊阴之气,非藉辛温不能开导其结,遂疏四君子汤,益入归、芍以收营血之散,稍藉肉桂为浊阴之向导,使母气得温中健运之力,胎息无浊阴侵犯之虞,桂不伤胎,庞安常先有明试,余尝屡验之矣。服后寒热渐止,腹胀渐宽,饮食渐进,胎息亦渐形着而运动于脐上。至夏,因起居不慎,而胎漏下血,前医犹认石瘕而进破积之方,乃明谕脉证,左寸动滑,断属干象,而与扶脾药得安,后产一子,举家称快,设不审而与通经破血,能保子母双全之庆乎。(《张氏医通》卷三《诸气门上》)

(四)《临证指南医案》案

案1 汪。娠八月,胎动不安,脘闷不饥,宜凉血调气,可以安适。

黄芩,知母,橘红,生白芍,当归,砂仁(胎前)。

案2 某。交节上吐下泻,况胎动不安,脉虚唇白,急用理中法。

附子,人参,于术,茯苓,白芍(《临证指南医案·胎前》)。

(五)《南雅堂医案》案

案1 脉形虚数,腰腹常痛,胎气不安,势若下坠,系脾胃不足,气血俱虚,失于营养使然,主以补养之剂。

生地黄二钱,当归身二钱(酒洗)二钱,白芍药二钱,砂仁三分,人参二钱,炒白术二钱,白茯苓二钱,杜仲(炒)二钱,川续断一钱,炙甘草八分,大枣三枚。

案2 胎热不安,脘闷妨食,清其郁火当痊。

干地黄二钱,生白芍一钱五分,当归身(酒洗)一钱五分,川续断二钱,淡黄芩二钱,白术(土炒)三钱。

案3 脉虚食减便溏,明是中焦虚寒,胎气为之不安,阅某方竟误认为胎火,药不对症,不知何所依据,岂非大谬!无怪病反增剧。

熟地黄二钱(砂仁三分拌),当归身二钱,炒白芍一钱,艾叶一钱(焙存性),炒白术二钱,阿胶一钱,杜仲二钱。

案4 妊六月,胎动不安,腰腹作痛,乃由脾胃素弱,血虚气郁使然,宜养血调气而胎自安。

当归身一钱五分，阿胶一钱，杜仲二钱，砂仁三分，炒白术二钱，白茯苓二钱，桑寄生五分，甘草一钱。

案5 恼怒动肝，肝脏木火内寄，气火上冲，胎乃不安，日晡潮热，心烦口渴，胸胁胀痛。皆木郁不达之象，拟用小柴胡汤加味治之。

柴胡八分，当归身一钱，炒白芍一钱，炙甘草五分，炒白术一钱，白茯苓一钱，粉丹皮一钱五分，黑山栀一钱五分，薄荷三分。

案6 阴亏火旺，血不养胎，致胎动不安，养血清火，便是安护胎元，无庸过虑。

干地黄三钱，炒白芍一钱五分，当归身一钱五分，杜仲二钱，白术二钱，淡黄芩二钱。（《南雅堂医案·胎孕门》）

（六）《吴门治验录》案

桑吴氏（望信桥）。脉弦而滑，停经四月，腹忽膨大，连服消蛊行血之剂，更增坠痛，问由口角郁怒而起。此气郁生火，以致胎气不安，暴发胀大，二便通调，与蛊胀逐渐增加者各别，且消导不合，恐其有损胎元，自以平肝疏气为稳。

老苏梗一钱五分，嫩条芩一钱五分，四制香附一钱，大腹皮（酒洗）一钱五分，阳春砂仁五分，炒枳壳一钱五分，鲜小卷荷叶连蒂一个。

又：痛止膨消，胎脉大现，左强于右，理应得毓麟儿，但胃气已伤，尚须养胃安胎为治。

老苏梗一钱，嫩条芩一钱，生于术一钱，白扁豆（去皮）三钱，炒白芍一钱，阳春砂仁四分，炒枳壳一钱五分，茯苓三钱，荷蒂一个。十剂。

问：此症治者皆作蛊胀，且引列诸经，指为血蛊无疑，服药痛增，几乎胎堕，今得疏气平肝，数剂全愈，不数月果举一男，是胎非蛊，此间关系非轻，何以下指辨晰无差？请明示之？曰：人患不细心耳。余初赴诊时，见其悲啼痛楚，目含怒色，已知病由气恼而得，及下诊觉弦大中又带和滑之象，是胎脉，非病脉也。再阅所服之方，但用行经消蛊等药，并无一字疑及有胎，不胜惊诧，细问伊母，方知经停四月，本无他病，因偶尔反目，悲怒交并，腹忽胀大如蛊，并非缓缓肿大，自是肝气夹胎气郁而不舒。及服前药方增痛坠，幸药力不深，腹中尚未振动,既得原委,但须舒气安胎,自然捷如桴鼓。迨痛止胀消,脉仍弦滑而和,左强于右,自是得男之象矣。凡妇人胎前,本以调气为主,况女子多郁,疏肝尤不可缓。若经血停数月,别无他病,无论胎脉现与不现,俱要调气平肝,庶与胎元无碍,即非胎亦无难气调经转,薛氏加减逍遥,即此意也。若粗心浮气,不问得病之由,遽断定血蛊,用一派行气破滞之药,执迷不悟,鲜不胎坠母死,竟伤两命,于心忍乎?愿凡为司命者,凛之慎之!(《吴门治验录》)

(七)《陆氏三世医验》案

胎逆峻下两全治验 予自德清归,舟泊菱湖岸上,哭声甚惨,又闻要喷醋,令人询其故,且告以湖城陆养愚偶在舟中,彼人慌出下船磕头:素闻陆老爹仙名,今日天遣到此,救我妇也。予问其病状。答曰:小人之妇,受孕九月,大小便不通,已三日矣。今早忽然胎上冲心,昏晕数次。予曰:何不接医疗之?答曰:现有一先生在家,无可医案措手。即上岸诊视,脉沉洪而实。谓村医曰:何不下之?答曰:恐伤胎孕。予曰:有故无殒。即令人下舟,到大承气汤一剂,少加木香、白蔻仁。村医见大黄两许,摇头伸舌而去。村人有难色,予曰:我坐在汝家,看汝妇得生而去。其人始安心。煎服一二时许,二便俱通,出黑屎甚多,胎亦无恙。予留调气养荣汤二剂而不服。数日后,小水不利,将小腹揉捺才来,乃煎服之,小水如旧月余,产男。又过数月,其人持风菱百斤,率妻抱子,同至家,予适外出,等候数日方遇,夫妇跪谢,予留之酒饭,受其菱而偿其价。

卢绍庵曰:此妇虽然怀妊,大都饮食停滞,驯致二便不通,时医惟以消导分利兼之安胎,病不去而胎反上逼于心。天缘奇遇,先生闻之,遽尔投以承气。病家攒眉,村医吐舌,先生开谕之,乃敢煎服,药下喉而病去,此等治疗,有担当,有胆量!(《陆氏三世医验》卷二)

(八)《类证治裁》案

酆氏。孕七月余,与夫口角,为面杖所伤。左胁大痛,下部如裂,胎气上逼,撑拒欲死。服妇科药,入咽格格不下,喘吼待毙而已。诊之脉洪数无伦,体如烙,面如赭,察其唇舌未变青紫,知胎未损,慰之曰:幸母子俱无恙也。

用牛膝、苏梗、栝蒌、红花各二钱，归尾、枳壳各钱半，降香（锉）三钱，丹皮一钱。煎服喘止痛定热退，进粥碗许，随用顺气安胎之剂而平。（《类证治裁·胎前论治》）

(九)《诊余举隅录》案

某年月日，余与人治一胎动不安，腹痛见红症，有乙以胎动为气虚，重用党参、于术等药。初诊时，余令加入条芩、生地以佐之。服后，痛止胎安，惟血未净。有癸在暗中，以冷语恐主人，谓生地、条芩苦寒不可服，迨复诊时，乙与知癸谋，迎合主人意，专任参、术等味，概置地、芩不用。余曰：芩、地洵属苦，然合之参术，一为两仪膏，一为安胎饮，以佐热，以阴济阳，实尽制方之妙。使去芩、地而偏用参术，是如有昼无夜，有火无水，有夏而无秋冬，有风日而无雨露，岂造化补偏弊之道欤？余虽力辨，乙固不从，服药后，腹果大胀，血亦大下。盖参、术等药，补气太过，气有余，即是火，火迫血而妄行，西医所谓有炭气无养气也，胎由是不安而堕。主人因是咎乙，乙谓戊曰：我辈被陈修园书所误。噫！是非古人误今人，直今人诬古人耳。（《诊余举隅录·堕胎血热证》）

(十)《张聿青医案》案

沈右。妊娠素体阴亏，泄泻久延，脾阳损伤，而复汗多亡阳，肝肾之阴，愈加耗损。经崇山先生叠投温摄，泄泻顿止。然阴分既耗，何能遽复？遂致木失涵养，风阳大动，每至欲寐，辄梦魇纷纭，唇燥口噤，四肢牵强，不能举动，忽笑忽哭，所谓风善行而数变也。虚火风上浮，津液为之蒸炼，则凝滞为痰，痰阻肺胃之间，甲木更难下降，是直两木同升，所以吐出凝痰，则诸恙稍减。胎系于脾，而养胎者血也。今病久而致血虚风动，腰酸胎坠，亦所必至。脉象虚弦，舌绛无苔。若不期而产，虚之再虚，定有不堪之境。为今之计，惟有养阴以潜伏阳气，补气以固胎息，而以镇护化痰参之。能否应手，留候崇山先生商定。

生龟板，生牡蛎，杭白芍，朱茯神，阿胶珠，生鳖甲，台参须，杜仲，酸枣仁（川连二分同炒），女贞子，上濂珠，川贝母（二味研细先服）。（《张聿青医案·胎前》）

(十一)《昼星楼医案》案

案 1 治卢妾胎前受寒。因寒积湿,脾脉大而软,相火沉而微,虚气上升,胸腹胀满,夜寐不宁。方用半夏、肉桂,或疑防胎,不知胞胎击脾,脾弱则胎将有损。补火以生土,惟肉桂能建其功。驱寒以通阳,惟半夏能神其用。况潞党为君,首乌、莲子为臣,益其气血以驱微邪,转以防胎者安胎也,奚损之有?陈修园《女科要旨》云:安胎止呕,有用半夏者。孕妇热病,有用大黄者。孕妇中寒,有用干姜、附、桂者。盖有病则病当之,故无损。兹之立方,即此意也。一服而愈。自制:

潞党八钱,麦冬一钱,建莲五钱,苍术(米油制)三钱,姜夏二钱,羌活一钱,钗斛三钱,炒车前二钱,益智仁三钱,熟首乌五钱,土茯苓三钱,乌药八分,玉桂心(微炒)八分,白鲜皮二钱,酒川芎一钱。

案 2 第一安胎神效秘方,治孕妇一切客忤不省人事。此方去邪安胎,三服全愈。如有跌打伤动胎气者,去葱白服即效。自制:

一治兄嫂吴氏,一治叔婶方氏,一治孙媳林氏,皆应手而效。

生洋参一钱五分,淡竹八分,桑寄生一钱,巴戟二钱,金银花三钱,麦冬一钱,枳壳八分,银柴八分,酒芩八分,川芎八分,首乌二钱,远志八分,葱白(连须)二条,阿胶八分,炙草五分。(《昼星楼医案》)

(十二)《曹沧洲医案》案

殷胎。肝气痛,腰酸,带下红白兼见,脉滑数。胎气不安,殊为可虑。

细生地五钱,杜仲四钱(盐水炒),陈皮一钱,青苎结四钱,子芩三钱五分,川断(盐水炒)三钱五分,陈佛手一钱,知母三钱五分(炒),春砂末七分,白芍三钱,藕节(炒)五钱。(《曹沧洲医案·经产门》)

(十三)《也是山人医案》案

缪(廿二)。胎气上冲,干呕不食,势防小产则危。

小生地,麦冬,焦白术,阿胶,知母,黄芩,生白芍,云茯神,炒焦砂仁末。(《也是山人医案·胎前》)

（十四）《孟河费绳甫先生医案》案

广东郑宝舟夫人，怀孕七月，发热，有汗不解，已经三候。咳嗽咯血，口渴引饮，舌苔黄腻。右乳生痈，块大如盘。外科敷以药，痛不可忍。自觉胎气下迫，儿足将近产门，有下堕之势。急延余诊。脉来浮洪弦滑。此邪热为痰所遏抑，无从外泄，势必深入，耗气灼营，致生外疡。阳明痰热蕴结已著，痰火交扇，伤及胎元，胎必下坠。夫胎元全赖母气安和，豁痰清热，以泄外邪，治母病正以保胎，舍此别无良法。遂用川石斛三钱，天花粉三钱，银花三钱，连翘钱半，生石膏八钱，生甘草五分，薄荷叶一钱，牛蒡子钱半，冬桑叶一钱，南沙参四钱，川贝母二钱，鲜竹沥四两，鲜芦根四两。连进二剂，汗出热退，咳嗽咯血已止，乳痈痛减块消，胎气亦安。惟口干苔黄，溲赤便结。邪热外解，而痰火未清，消铄津液，宣布无权。照前方去牛蒡、薄荷，加甘蔗四两。接服二剂，乳痈结块全消，渴止苔退，溲清便通。照前方去石膏、桑叶、银花、连翘、竹沥、芦根，加麦冬三钱、广皮五分。连服三剂而全愈。（《孟河费绳甫先生医案》）

（十五）《阮氏医案》案

案1 杜。六脉弦滑，舌苔燥白。兹因内蕴暑湿，外感风寒，以致肺不清肃，胎气上逆，时常咳嗽难安；脾不运化，清浊混淆，每多渴饮生痰。治宜疏肺降气，调中化湿，佐以清热安胎。

鲜苏梗一钱半，瓜蒌皮一钱半，南京术一钱半，川朴花二钱，光杏仁三钱，簏竹茹一丸，连皮苓三钱，广橘络一钱，鲜金钗三钱，淡黄芩一钱半，广砂仁八分，炙甘草八分。

案2 韩。怀孕六月，肝肾阴亏，龙雷挟胎火上升，冲突阳络，故血从上窍而吐出。法宜补阴敛阳，滋水制火，俾胎元得以立基，冲阳不犯上耳。

大生地六钱，白茯神二钱，怀牛膝三钱，女贞子三钱，紫石英三钱，阿胶珠二钱，北五味八分，远志筒钱半，山萸肉三钱，黑元参三钱，淡秋石三钱，茅草根八钱。

又：血止胎安，继以咳呛怔忡，似乎头旋眼黑形状，是金燥心虚之故耳。再补肺安神。

北沙参四钱，酸枣仁三钱，大麦冬（辰砂拌）三钱，紫石英三钱，驴胶珠二

钱,白归身二钱,川百合钱半,炙甘草一钱,白茯神二钱,远志筒钱半,明天麻一钱。(《阮氏医案》)

第二节　近代医案

一、张锡纯案

案1　曾治一少妇,其初次有妊,五六月而坠。后又有妊,六七月间,忽胎动下血,急投以生黄芪、生地黄各二两,白术、山萸肉(去净核)、龙骨(捣)、牡蛎(捣)各一两,煎汤一大碗,顿服之,胎气遂安。将药减半,又服一剂。后举一男,强壮无恙。(《医学衷中参西录·治女科方》)

案2　县治西傅家庄王耀南夫人,初次受妊,五月滑下,二次受妊至六七月时,觉下坠见血。时正为其姑治病,其家人仓猝求为治疗,急投以生黄芪、生地黄各二两,白术、净萸肉、煅龙骨、煅牡蛎各一两,煎汤一大碗顿服之,胎气遂安;又将药减半,再服一剂以善其后。至期举一男,强壮无恙。(《医学衷中参西录·黄芪解》)

二、汪逢春案

董妇案。26岁。

初诊(五月二十六日)　经居五十余日,忽然见红色淡而少,两脉弦滑,泛呕食少,曾经小产。拟以安和中焦,宜乎静养,毋劳为要。

紫苏叶一钱,四制香附三钱,桑寄生一两,姜竹茹二钱,枯黄芩钱五(炒),土炒白术四钱,丝瓜络三钱,左金丸钱五(布包),香砂仁钱五(打),香稻芽四钱。玉液金丹一丸,匀两次,药送下。

二诊(五月二十八日)　漏红已止,中心虚弱,胃纳渐开,气逆作嗳,左脉弦滑,右细濡。拟再以安和调气。

紫苏叶七分,土炒白术四钱,制半夏二钱,四制香附三钱,枯黄芩钱五,香砂仁一钱,桑寄生一两,丝瓜络三钱,左金丸钱五(布包),姜竹茹二钱,香稻芽四钱,抱茯神四钱,深黄连衣桂圆二枚。玉液金丹一丸,药遇下。(《泊庐医案·妇科》)

三、孔伯华案

案1 尹妇

初诊（九月二十九日） 已届产期，硬伤胎系，漏血而无临产象，心下悸颇甚，头晕干渴甚，常烦乱不适，脉弦数，拟凉化安摄。

生牡蛎四钱，鸡血藤三钱，莲子心二钱，旋覆花三钱，生石膏五钱，血余炭三钱，知母三钱，代赭石三钱，桑寄生五钱，川黄柏三钱，炒山药三钱，芡实米三钱（盐水炒），生鳖甲钱半，龙胆草二钱，竹茹六钱，蒲公英三钱，藕一两，荷叶一个。

二诊（十月初二日） 加地骨皮三钱、忍冬花四钱。

三诊（十月初五日） 服上方药已愈，停药后复因外感发寒热，血分复下，加鲜茅根一两，鲜苇根一两，羚羊角一分半（另煎）。

案2 冯妇

初诊（七月十六日） 经停二月，脉滑实，已呈孕象，第阴分不足，突然漏血，血色黑，周身乏力，食后呕逆。谨防流产，亟宜和血滋摄。

生牡蛎五钱，鲜芦根一两，莲子心二钱，盐知母三钱，盐黄柏三钱，生龙齿三钱，盐芡实三钱，竹茹四钱，血余炭三钱，桑寄生八钱，盐砂仁一钱，川草薢四钱，丝瓜络一钱，蒲黄炭三钱，菟丝饼二钱（盐水炒），瓜蒌八钱，火麻仁三钱，藕一两。

【按】 生牡蛎、生龙齿、盐芡实、桑寄生、菟丝饼、丝瓜络用以滋肾安摄，以固胎元；血余炭、蒲黄炭、鲜藕凉血止血；盐知母、盐黄柏、盐砂仁、川草薢清下焦湿热，祛邪以安正。

案3 王妇。

初诊（七月初十日） 孕至二月余，经突复下，腰腹酸痛，脉象滑数，亟宜安中摄化。

生蛎五钱，血余炭三钱，盐橘核五钱，干藕节七枚，桑寄生一两，怀山药三钱，杜仲炭二钱，杭白芍三钱，芡实米三钱，盐炒菟丝饼三钱，青竹茹四钱，盐知母二钱，盐黄柏二钱。

案4 刘妇。

初诊（八月二十日） 经停三月余，昨忽漏血极少，第小腹腰际俱作痛，更以肝热上犯,耳底头顶均作痛,脉大而数,治拟清平滋化。

石决明八钱,辛夷三钱,旋覆花二钱,台乌药三钱,白蒺藜三钱,薄荷钱半,血余炭三钱,龙胆草炭二钱,莲子心二钱,九节菖蒲钱半,桑寄生五钱,夜交藤一两,盐知母二钱,鲜荷叶一个,藕一两。

【按】妊娠漏血,腹痛伴耳底头顶疼痛,是阴虚肝热兼气郁所致,故在滋摄前提下,用石决明、白蒺藜、旋覆花、代赭石以柔肝清抑,乌药以止疼,用辛夷、薄荷佐菖蒲取其芳化辛通也。

案5 王妇。

初诊(九月二十八日) 孕后三月,伤胎漏血,虽经治疗,迄今七月,每经期必见血,近已渐少,但子脉动而不畅,六脉滑实象亦差,盖胎伤后,长养较迟,姑予滋益以助之。

鸡血藤三钱,血余炭三钱,当归身二钱(酒润),地骨皮三钱,炒杭芍三钱,生牡蛎三钱(布包),丝瓜络一钱,芡实米三钱,侧柏叶三钱,生甘草五钱,杜仲炭六钱,藕一两。

案6 梁妇。

初诊(六月二十三日) 曾患流产,近则孕经三月而下血,少腹作疼,腰际亦然,恐成胎漏。呃忒,脉象缓滑,宜清柔滋摄。

生龙骨四钱,生牡蛎四钱,旋覆花三钱,代赭石三钱,莲子心二钱,知母三钱,枳壳三钱,荷梗尺许,鲜芦根一两,芡实米三钱,乌药三钱,杜仲炭三钱,醋青皮二钱,荷蒂十枚,桑寄生六钱,竹茹四钱,鲜荷叶一个,菟丝饼三钱(盐水炒),藕一两,盐水炒砂仁三钱。

【按】此例用生龙牡以加强固摄之力,荷蒂、荷梗、荷叶同用,轻宣升散以治呃忒。(《四大名医之孔伯华医集全编·医案存真》)

第三节 现代医案

一、丁甘仁案

案1 腰酸骨楚,漏红已延四五月,时轻时剧,脉象细弱,小便不利,冲任亏损,气化不及州都。宜益气摄血,滋肾通关。

生黄芪三钱,阿胶珠二钱,生地炭三钱,海螵蛸三钱,北沙参(米炒)三钱,白归身二钱,厚杜仲三钱,桑寄生三钱,生白术二钱,生白芍二钱,川断肉三钱,黑芝麻三钱,滋肾通关丸(包)钱半。

案 2 怀麟三月,屡屡漏红,肝肾两亏,血室有热也。虑其堕胎,姑宜养血清热,以保胎元。

白归身二钱,大白芍二钱,生地炭三钱,阿胶珠二钱,侧柏炭二钱半,生白术二钱,炒条芩钱半,厚杜仲三钱,川续断三钱,桑寄生三钱,鲜藕(去皮入煎)二两。

案 3 怀麟二十月,屡屡漏红,过期不产,此漏胎也。迄因风邪袭肺,形寒头胀,咳嗽则遗溺,本虚标实显然可见,先宜祛风化痰。

炒荆芥一钱,嫩前胡钱半,冬桑叶三钱,光杏仁三钱,象贝母三钱,炙远志一钱,苦桔梗一钱,薄橘红一钱,净蝉蜕八分,冬瓜子三钱,荷叶边一圈。(《丁甘仁医案续编·妇产科医案》)

二、钱伯煊案

案 1 徐某,成人,已婚。

初诊(1959 年 8 月 26 日) 2 年前曾连续流产 2 次,现妊娠已 6 月余,在妊娠 2 个月时,开始腰痛,腹痛下坠,白带较多,阴道有少量出血,经中药治疗后好转,现感腰酸腹痛,带下绵绵,大便溏薄,舌苔薄白腻,脉左弦数、右滑数。治以补中益气,疏肝强肾。处方:

黄芪 15 g,白术 9 g,山药 9 g,菟丝子 9 g,桑螵蛸 12 g,升麻 3 g,木香 6 g,五味子 6 g,生杜仲 12 g,川续断 12 g。

5 剂。

二诊(1959 年 8 月 31 日) 腹部仍痛,腰酸下坠,似有便意,舌苔黄腻,脉左弦滑数、右弦数,仍从前法。处方:

黄芪 15 g,白术 9 g,山药 9 g,菟丝子 6 g,升麻 3 g,五味子 6 g,木香 6 g,生杜仲 12 g,川续断 12 g,桑螵蛸 12 g。

5 剂。

三诊(1959 年 9 月 9 日) 活动后有腹痛。腹胀及腰酸已减,少寐,口干齿痛,舌苔薄白,脉左滑数、右细数。治以补气养阴,佐以清热。处方:

黄芪 15 g,党参 9 g,山药 9 g,茯苓 9 g,木香 6 g,川续断 12 g,生杜仲

12 g,桑螵蛸 9 g,黄连 3 g,菊花 6 g。

3 剂。

四诊(1959 年 9 月 11 日)　有时仍感腹痛,腰酸及腹胀皆减,夜寐不安,舌苔薄白腻,脉左细数、右细滑数,仍从前法加减。处方:

黄芪 15 g,山药 9 g,天冬 6 g,黄芩 6 g,知母 9 g,生杜仲 12 g,川续断 12 g,生阿胶 15 g,海螵蛸 12 g,磁石 15 g。

4 剂。

五诊(1959 年 9 月 24 日)　腹痛且坠,劳则尤甚,少寐,腰酸,带下绵绵,便溏溲频,舌苔薄白,脉细滑数。治以健脾强肾,佐以疏肝宁心。处方:

党参 12 g,白术 9 g,菟丝子 9 g,生杜仲 12 g,川续断 12 g,桑螵蛸 12 g,木香 6 g,茯神 12 g,远志 6 g,黄芩 4.5 g。

6 剂。

后以上方,续服半个月。

六诊(1959 年 10 月 26 日)　昨晚腹痛频作,腰酸流黄带便溏,舌苔白微腻,脉左弦数、右滑数。治以健脾强肾,以固胎元。处方:

白术 9 g,山药 9 g,菟丝子 9 g,莲肉 12 g,木香 6 g,五味子 6 g,生杜仲 12 g,桑寄生 12 g,大枣 4 枚。

10 剂。

七诊(1959 年 11 月 9 日)　腹痛时作,腰痛带多,大便正常,小溲色黄,舌苔薄黄,脉弦滑数。治以调补肝肾,佐以健脾。处方:

山药 12 g,当归 9 g,白芍 9 g,川芎 6 g,白术 9 g,茯苓 9 g,川续断 12 g,桑寄生 12 g,灯心 1.8 g。

5 剂。

【按】妊娠下血,病名胎漏,往往易于引起流产。此例由于中气不足,肝失条达,肾阴又虚,故始用补中益气、疏肝益肾之法,后再以健脾强肾为治。治疗将及 3 个月,患者气血渐复,胎元渐固,于 11 月 24 日,正常分娩一男孩。

案 2　孙某,31 岁,已婚。

初诊(1976 年 2 月 18 日)　结婚 4 年不孕,功能失调性子宫出血 10 年余,经治疗后,现已怀孕 2 月余,怀孕 40 日时,曾见红 7 日。目前腹痛腰酸,胸闷心慌,带多色黄,有时泛恶,寐差便艰,舌苔白腻、尖有瘀点,脉象沉细。

病由肝气逆,脾气弱,心肾又虚。治以调肝脾,益心肾。处方:

党参 12 g,白术 9 g,茯苓 12 g,山药 12 g,麦冬 9 g,橘皮 6 g,紫苏梗 6 g,川续断 12 g,桑寄生 15 g,大枣 4 枚。

6 剂。

二诊(1976 年 2 月 26 日) 服上药 6 剂,诸恙均见减轻,劳则午后少腹隐痛,腰酸,胃纳正常,空腹仍欲泛恶,舌苔白腻、尖有瘀点,脉左软微数、右细软微数。病由脾胃不健,肝肾又虚。治以健脾胃,补肝肾。处方:

党参 12 g,白术 9 g,茯苓 12 g,山药 12 g,玉竹 12 g,橘皮 6 g,木香 6 g,川续断 12 g,桑寄生 15 g,狗脊 12 g。

6 剂。

三诊(1976 年 3 月 11 日) 妊娠 3 个月,服上药后,少腹痛止,有时腰酸,咽干,鼻干如塞,胃纳二便如常,舌苔薄白腻、尖有瘀点,脉左软滑、右细滑。病由肺气弱,肾阴虚。治以补气养阴,以固胎元。处方:

党参 12 g,白术 9 g,山药 12 g,麦冬 9 g,橘皮 6 g,川续断 12 g,桑寄生 15 g,玉竹 12 g。

6 剂。

【按】此例胎漏,乃因肝气之逆,脾气之虚,心肾不交所致,故治法以和肝脾、补心肾、胎元,使肝气平,脾气旺,胞胎得养,而顺利分娩。

案 3 刘某,28 岁,已婚。

初诊(1961 年 9 月 22 日) 孕 2 产 0,婚后流产、早产各 1 次。一次为妊娠 6 个月早产(双胎),一次妊娠 3 个半月流产,现又怀孕 3 个月,于停经 40 日有反应,曾服中药保胎。于 9 月上旬,曾在妇产医院住院 12 日保胎,现腹部隐痛下坠,腰部酸痛,气短纳差,夜寐多梦,二便如常,舌苔黄腻、边有刺,脉左细数尺弱、右细数微弦。由于早产、流产,气阴两伤,气虚则胎元不固,阴虚则胞脉失养。治以补中益气,养阴滋肾,方拟补中益气汤合千金保孕丸加减。处方:

黄芪 12 g,党参 9 g,炙甘草 3 g,橘皮 3 g,升麻 6 g,熟地 12 g,白芍 9 g,艾叶 4.5 g,阿胶 12 g,山药 9 g,生杜仲 12 g,川续断 12 g,白术 6 g。

5 剂。

二诊(1961 年 9 月 28 日) 腹痛下坠,腰酸渐减,有时腹胀,大便干结,小

溲频数,夜寐梦多,头晕乏力,舌苔淡黄腻、根有刺,脉细软微弦。治以健脾胃,补肝肾。处方:

党参9g,白术9g,山药9g,艾叶4.5g,菟丝子9g,金樱子9g,木香4.5g,砂仁1.8g,川续断12g,生杜仲12g,谷芽12g,大枣3枚。

6剂。

三诊(1961年11月1日) 服上方10余剂,腹部仍时有隐痛,腰部酸痛,小溲频数,眠差,纳食正常,舌苔黄有刺、根微垢,脉左细数、右弦数。治以补肝强肾,佐以理气清热。处方:

白芍9g,五味子9g,麦冬9g,阿胶12g,黄芩6g,白术6g,桑螵蛸12g,金樱子9g,川续断12g,桑寄生12g,紫苏梗6g,芦根15g。

6剂。

四诊(1962年1月10日) 连服上方月余,自感腹坠胀痛及腰酸均减轻,唯近1周来,又感右侧腰痛较甚,胃脘仍痛,影响睡眠,时有胎动不安,腿足水肿,经常抽筋,纳食一般,大便正常,小溲混浊,舌苔黄边有刺,脉左细数、右弦数微滑。治以和肝胃,补脾肾。处方:

川石斛12g,橘皮3g,竹茹9g,旋覆花6g(包),木瓜9g,生杜仲12g,川续断12g,桑寄生12g,黑豆15g,干地黄12g,狗脊12g,金樱子9g。

6剂。

五诊(1962年1月25日) 近半个月来,腰酸加重,睡眠亦受影响,1周来腹坠溲频,入夜尤甚,21日曾在某医院检查,诊断为先兆早产,近日反胃吐酸,大便正常,舌苔根黄有刺,脉左细数、右细弦数。治以补肝肾,健脾胃,兼固胎元。处方:

熟地12g,白芍9g,麦冬9g,阿胶12g,菟丝子9g,金樱子9g,砂仁1.8g,木香4.5g,木瓜9g,狗脊12g,川续断12g,生杜仲12g。

6剂。

【按】此例曾因早产及流产,以致气阴受伤,胎元不固,胎动不安,主要表现为腰痛、腹痛下坠。腰为肾之府,胎系于肾,肾虚故腰痛。气阴两虚,胎元不固,胞脉失养,故腹痛下坠。治法首先在于强肾,肾强则胎固,其次兼调肝脾。治疗半年,诸恙渐安,未再服药。后于1962年3月,足月顺产一男孩。

(《钱伯煊妇科医案·妊娠病》)

三、陈大年案

蔡某,妊娠 3 个月,漏红反复,腰尻酸楚。冲任亏损,防其结而不实,有坠下之险,拟以和之养之。处方:

党参、炒白芍、新会皮、紫苏梗各 4.5 g,生绵芪、焦白术、菟丝子、覆盆子、阿胶珠各 9 g,炙甘草 3 g,大红枣 3 枚,米炒荷蒂 3 个。

【按】陈大年对胎动不安、妊娠胎漏患者,又常善用米炒荷蒂,取其和胃安胎、止血,且有升举之功。(《陈氏妇科流派传承·学术与临床》)

四、孙浩铭案

林某,20 岁,已婚。

初诊 妊娠已 5 个月,近 2 个月来阴道又流血。色红质稠。心烦齿衄,口干腥臭,尿少而黄,舌质红,舌质薄黄,脉弦滑数。服西药,血未已。辨证:肝火内炽,热扰冲任。治法:清肝泻火安胎。处方:

龙胆草 9 g,枯黄芩 9 g,生栀子 16 g,软毛柴 3 g,杭白芍 9 g,生地 15 g(大),乌豆 24 g,白茅根 15 g,车前草 15 g,干地榆 15 g。

2 剂。

二诊 药后阴中流血已止,口干齿衄亦愈,继以清热凉血安胎之剂续进,以资巩固。

枯黄芩 9 g,杭白芍 6 g,生甘草 3 g,大乌豆 30 g,生地 15 g,川续断 9 g,白芋根 15 g。

3 剂。(《孙浩铭妇科临床经验妇科临床经验·医案》)

五、韩百灵案

案 1 李某,27 岁。

初诊(1981 年 7 月 28 日) 该患停经 2 月余,末次月经 1981 年 5 月 20 日。既往月经规律,婚后孕 2 产 0,第一胎妊娠 70 日自然流产。近 1 周阴道少量流血,色紫,腰酸。昨晚 11 时阴道流血增多,微有下坠感,口干,手心热。门诊以"先兆流产"收入院。检查:体温 36.5℃,脉搏 100 次/min,血压 110/70 mmHg,心肺正常,肝脾未触及,发育正常,营养欠佳,神志清晰,唇红,舌淡红,苔少而干,脉滑数。尿妊娠试验阳性。B超提示:宫内见妊囊,胎芽和心血管搏动可见。辨证:阴虚血热伤胎所致胎动不安。治法:滋阴清热,止血安胎。处方:

白芍 25 g,川续断 20 g,黄芩 20 g,生地 15 g,牡蛎 20 g,茜草 20 g,炒地榆 50 g,炒杜仲 20 g,阿胶 10 g(烊冲)。

水煎服,每日 1 剂,早晚服。

二诊 服药后 4 日血止,之后 2 日又见阴道少量流血,仍觉腰酸,宗上法,前方加墨旱莲 20 g,减茜草。

又服 4 剂,流血停止,诸症消失,舌脉如常。知其病情已稳,嘱其忌食辛辣助热之品,禁房事。8 月 12 日患者痊愈出院。

案 2 张某,28 岁。

初诊(1981 年 9 月 3 日) 该患停经 70 日,已知怀孕。近 10 日出现阴道少量下血,色淡质稀,时觉小腹下坠,伴头晕、乏力、腰酸、小便清长,手足凉而恶寒,舌质淡,苔白滑,脉沉滑而无力。1980 年 6 月停经 50 日时曾做人工流产一次。检查:尿妊娠试验阳性。嘱其进行超声、血象检查,考虑途中不便,为减少其劳累,要求住院治疗。患者因条件所限勿允,故而门诊医治。治法:温补肾阳,固冲安胎。处方:

人参 10 g,白术 15 g,杜仲 15 g,续断 15 g,覆盆子 15 g,阿胶 10 g(烊化冲服),艾叶 15 g,菟丝子 20 g,补骨脂 15 g,炒地榆 20 g。

5 剂,水煎服,每日 1 剂,早晚分服。

二诊 自诉血量点滴,腰酸、小便清长已除,余证减轻,唯乏力、头晕,脉较前有力。

继以上方加减,去覆盆子,再服 5 剂。

三诊 血已停,以上方去炒地榆止血之药,令其再服用 1 周,并告其慎起居,禁房事,勿过劳。1982 年 4 月由患者家人告知,半个月前张某正常产下一男婴。

【按】患者素体虚弱,肾阳不足。孕后气血下注冲任,气血愈虚,阳气愈弱,胞脉者系于肾,肾虚胎元失固,则见阴道下血,小腹下坠,腰酸;肾阳虚,膀胱失于温煦,则小便清长;阳气不能达于四末,则手足凉而恶寒;气血两虚则头晕,舌淡,脉沉滑无力。明代《景岳全书》云"冲任之本在肾""凡胎孕不固,无非气血损伤之病,盖气虚则提摄不固,血虚则灌溉不周,所以多致小产"。

详辨其证后,予以温肾助阳、气血双补、固冲安胎之药,使肾气旺,阳气复,冲任盛,胎自安矣。

案3 程某,25 岁,售货员。

初诊(1992 年 6 月 7 日) 该患者月经初潮后一直规律。现停经 65 日,1 周前,因工作时登高取货物摔倒而出现腰酸,小腹坠痛,阴道少量流血,色泽鲜红。自认无大碍,自服保胎丸,无效,又往医院医治,给予黄体酮肌内注射 3 日,仍有阴道流血,并出现小腹下坠感,遂来我院门诊就诊。诊时见面色萎黄,精神倦怠,舌质正常,脉滑而无力。尿妊娠试验阳性。辨证:该患者由于孕期不慎摔倒,而致气血紊乱,气乱则胎失所系,血乱则胎失所养,故胎元失去摄养而出现腰酸、小腹坠痛等胎动下坠症状;气血紊乱,冲任不固,故阴道下血;气耗血伤,则精神倦怠,脉滑而无力。治法:益气补血,固冲安胎。处方:

黄芪 25 g,白芍 20 g,杜仲 15 g,砂仁 10 g,续断 20 g,桑寄生 15 g,当归 10 g,炒地榆 25 g,阿胶 10 g(冲服)。

5 剂,水煎服。

二诊 血已止,腰酸腹痛减轻,自觉胃脘不适,便稀,脉较前有力。虽胎元已安,但母病未瘥。

按上方减滋腻之品阿胶、当归;加山药健脾益肾,固冲安胎,因血已止,去炒地榆。调整后再服 5 剂。

三诊 诸症均消失,食欲增进,脉弦滑有力。嘱其尽量卧床休息,不可再持重物,暂避房事,观其变化,随时来诊。7 月 1 日患者自觉身体无恙,精力充沛,而返工作岗位。

【按】此案系由跌仆闪挫,劳力过度而致气血紊乱,冲任失固,发生胎动不安。因肾主生殖,胞脉者属肾,冲任二脉皆起于胞中,气乱胎失所载,血乱胎失所养,胎元受损,冲任不固则阴道少量流血,腰酸,小腹坠痛。临证时应重于益气补血,固冲安胎。每每考虑补肾为安胎之要,故无胎漏、胎动不安之虞。(《中国百年百名中医临床家丛书·韩百灵》)

六、张国屏案

案1(内热扭伤) 邓某,27 岁。

初诊(1952 年 6 月 18 日) 停经 2 个月,不欲食,恶心,吐水甚重,抬物扭

伤后小腹痛,阴道有少量流血,脉左寸浮数,此为内热,经扭伤见红,有流产之象,以急清之。处方:

黄芩 9 g,生枇杷叶 9 g,川连 9 g,竹茹 9 g,炒栀子 9 g,紫苏梗 6 g,生白芍 9 g,生地炭 9 g。

二诊 腹不痛,红仍有,恶心呕吐,稍咳嗽,内热仍盛应清之。

黄芩 9 g,竹茹 9 g,生杷叶 9 g,川连 6 g,苎麻根 9 g,生白芍 12 g,生地 12 g,知母 9 g。

3 剂后血止。

【按】《景岳全书》:"凡胎热者,血易动,血动者,胎不安。"此例脉左寸浮数为心火盛。火盛热邪直犯冲任,内扰胎元,胎元不固,热迫血行,故阴道下血。不慎扭伤可致气血不和,瘀阻子宫,冲任使胎元失养而不固,也可出现阴道下血。热伤脾胃故不欲食恶心呕吐。以黄芩、栀子、黄连清内热;白芍、生地以顾阴;竹茹、枇杷叶清胃热和胃;紫苏梗和胃安胎;知母清肺金润燥咳;苎麻根散瘀安胎。

案 2(热伤任冲) 谷某,28 岁。

初诊(1967 年 11 月 14 日) 孕 2 月余,阴道流血,呈咖啡色,腹胀疼下坠,恶心怕冷,口发黏,现流鲜血较多,脉左尺弦洪滑有力,右寸洪有力,关弦劲偏沉,舌黄厚苔。此为热邪侵伤任冲血海,虑其坠胎,勉以清和安胎之法进以观察。处方:

紫苏叶 9 g,黄芩 9 g,黄芩炭 9 g,竹茹 9 g,砂仁 6 g,广木香 5 g,炒白术 9 g,苎麻根 12 g,荷叶 12 g,炒白芍 9 g。

二诊 1 剂后,患者每次流血多在夜间六七时,昨晚五时服药,六时流血一阵,一夜安静,今晨仅有一点血,较稠,腹不痛,舌黄厚苔消失,舌苔中部有两块并列无苔,大便较干,脉洪较缓和,右关浮弦,以前方化裁。

紫苏叶 9 g,黄芩 9 g,黄芩炭 9 g,竹茹 9 g,砂仁 6 g,炒白术 9 g,苎麻根 12 g,荷叶 12 g,炒白芍 12 g,生地 12 g,广木香 3 g,麦冬 9 g,沙参 9 g。

三诊 2 剂后,昨日阴道流少量暗黑色血,腹痛不坠,舌白苔,脉缓和,右寸洪,关尺弦,此为气血热,予以清热安胎。

苎麻 15 g,荷叶 18 g,紫苏叶 9 g,黄芩 9 g,炒白术 9 g,生地 12 g,炒白芍 12 g,当归 9 g。

四诊 1剂后,流血减少,腹痛已减,脉缓和,关尺弦软。仍以上方1剂。

五诊 2剂后,流血为正常血色,量很少,舌薄白苔,脉两寸洪滑,关尺弦臾缓和,左尺偏滑。仍以清热安胎法。二剂后血止,腹痛消失。

【按】孕2个月阴道流血,腹痛,其脉右寸洪有力为气分热,关脉弦劲偏沉为肝旺气滞,左尺弦洪滑有力为肝肾热。此为热邪侵伤任冲血海,胎元不固以致阴道流血伴有腹胀坠下坠感,虑为坠胎。气分热则口发黏,恶心怕冷,舌苔黄厚。以黄芩及炭清气分之热并止血;紫苏叶开胃益脾,祛风安胎;白芍抑肝敛阴;砂仁、木香理气;白术和中安胎;苎麻根清热止血安胎;荷叶升发脾阳,散瘀止血。再诊舌黄厚苔已消失,舌苔中部有两块并列无苔,大便较干,脉洪较缓和,此为热减,但显现出热耗津液之象,上方中加用麦冬、沙参、生地以顾阴。以清热安胎而痊。

案3(气血虚) 解某,27岁。

初诊(1967年11月6日) 孕3月余,有时恶心,阴道经常流淡色红水,伴有腹胀下坠,脉左寸虚,右关弦无力,此为气血虚,有流产之象,治拟补气血安胎。处方:

党参9 g,炒白术9 g,陈皮6 g,甘草3 g,竹茹9 g,当归9 g,炒白芍9 g,川续断9 g,紫苏叶9 g,山药12 g。

二诊 3剂后,不恶心,阴道流出红水已减少,继以补气血剂,10余剂后,症状消失。

【按】孕3个月,阴道流淡红水,其脉左寸虚为血虚,右关弦而无力为脾气虚。气血虚弱冲任匮乏,胎元失于滋养以致胎元不固,故阴道流血气血虚弱本源不足,则色淡质稀,腹部下坠感。以四君子汤去茯苓之淡渗以补气,当归、白芍以养血,山药补脾胃,川续断暖子宫,陈皮理气健脾,苏叶益脾胃。气血足胎安。(《名中医张国屏先生医案·妇科》)

七、哈荔田案

案1 陈某,25岁,已婚。

初诊(1978年4月5日) 妊娠2月余,漏红3日,自服保胎丸数丸血不止。又加小腹隐痛,腰背酸楚,两腿无力,小溲频短,间或自遗,头晕面白,四末不温,脉细弦,苔薄白。此肾气虚弱,无以载胎,冲任不固,摄血失职,治拟

温肾固胎,兼予止血。处方:

桑寄生 12 g,炒杜仲 12 g,川续断、菟丝子、山茱萸、炒白术、云茯苓、棕榈炭、海螵蛸各 9 g,金狗脊 15 g(去毛),鹿角胶 9 g(烊化冲服),贡阿胶 12 g(烊化冲服),三七粉 2.4 g(分 2 次冲服)。

3 剂,水煎服。

二诊(1978 年 4 月 10 日)　胎漏减少,血色转淡,四末渐温,腹痛已止,唯仍腰酸无力,气短溲频,脉来弦细。胎气虽得暂安,肾气尚未得复,再步原法,务慎劳乏。处方:

炒杜仲、桑寄生各 12 g,金狗脊 15 g(去毛),川续断、菟丝子、山茱萸、益智仁、炒白术、云茯苓各 12 g,海螵蛸、甘枸杞、女贞子各 9 g,炙黄芪 15 g。

5 剂,水煎服。

三诊(1978 年 4 月 15 日)　胎漏已止,小溲如常,面色转润,略感腰酸,脉呈滑缓,上方出入再予 3 剂。

【按】本例因妊娠期间,不慎房帏,肾气为伤,冲任失固,致漏红腹痛,腰酸腿软;肾虚髓弱,精不化气,故头晕面白,四末不温;膀胱失约,则溲频不禁。治用狗脊、菟丝、杜仲、川续断、桑寄生、山茱萸等固肾安胎,填精养血;阿胶、棕榈炭养血止血;鹿角胶、海螵蛸温肾涩精,止血缩泉;少用三七粉止血行血,使无留瘀之弊。全方重在补肾,俾肾气足,冲任固,则胎自安,血自止。二诊加重白术、茯苓、益智仁之量并配以炙黄芪两顾脾肾,摄血安胎,以求巩固。

案 2　席某,27 岁,已婚。

初诊(1972 年 8 月 8 日)　孕将 3 个月,胎漏不已。初仅点滴而下,昨日血量增多,颜色鲜红,腰脊酸坠,心烦口渴,面赤头痛,小便黄短,舌红苔黄,脉来滑数。询知素嗜辛辣,几至每餐不辍。既往经期超前,色鲜量多。此热伏冲任,肾阴久虚,血热胎漏,已无疑义。治宜滋肾养胎,凉血止血。处方:

炒杜仲、桑寄生各 12 g,川续断、山茱萸各 9 g,杭白芍、苎麻根各 12 g,淡条芩、炒地榆、生侧柏各 9 g,细生地、云茯苓各 12 g,粉甘草 6 g。

2 剂,水煎服。

二诊(1972 年 8 月 10 日)　药后胎漏有减,烦热已轻,唯腰酸腹坠依旧。此血去较多,下元失养,冲任不固,系胎无力,堪虑堕殒。仍步前法,并嘱卧床休息,以资治疗。处方:

炒杜仲、金狗脊(去毛)、山茱萸各 12 g,川续断、桑寄生各 9 g,淡条芩 6 g,炒地榆、墨旱莲、杭白芍各 12 g,贯众炭、云茯苓各 12 g,台乌药 4.5 g,粉甘草 6 g。

3 剂,水煎服。

三诊(1972 年 8 月 14 日)　漏下尚有点滴未净,腰酸腹坠减而未除。虽获效机,仍须静养,固肾安胎,一如前法。处方:

贡阿胶(烊化冲服)、炙黄芪、山茱萸各 15 g,菟丝子 12 g,炒杜仲、川续断、当归身、贯仲炭、黄芩、炒地榆、生侧柏各 9 g,五味子 4.5 g。

2 剂。

四诊(1972 年 8 月 17 日)　药后胎漏已止,略感腰酸,余症若失。

上方去侧柏、地榆、贯众等固涩止血之品,加山药、白术等健脾之味。又服 3 剂,将养数日,遂得复常。后顺产一子,无何异常。

【按】本例既往月经先期量多,属阴虚血热之质,孕后热伏冲任,血海不宁,因致胎漏量多,血色鲜红,热邪上扰,津液为伤,则头痛面红,心烦口渴;阴血不足,胎失所养,故腰脊酸楚,小腹下坠。其症情急迫,已有坠胎之虞,故以杜仲、寄生、川断、山茱萸等固肾安胎,兼能止血;条芩、地榆、侧柏、生地、苎麻根等凉血止血,亦助胎安;再加白芍、甘草酸甘化阴,柔肝和血,云苓交通心肾,安神怡志。全方安胎止血,双管齐下,以防不测,俟血漏渐止,则侧重益气养血,固肾安胎,使胎元得固,血热得清,遂能化险为夷,足月顺产。

案3　王某,29 岁,已婚。

初诊(1971 年 9 月 13 日)　体质素弱,不耐劳乏,纳后脘腹撑胀,常见头晕眼花,四末清冷,两孕俱殒。今次孕将 4 个月,胎漏不已,色淡质稀,腹坠不舒,腰背酸软,两腿无力,面色㿠白,舌淡苔白,脉沉细弦。此系脾肾气虚,统摄失职,胎元不固,亟须益气固元,宜防重蹈覆辙。处方:

野党参、怀山药、炙黄芪、川续断、山茱萸各 15 g,桑寄生、菟丝子、炒杜仲、杭白芍各 12 g,贡阿胶、鹿角胶各 12 g(打,另煎兑服),祁艾叶、贯众炭各 9 g,海螵蛸 12 g。

3 剂,水煎服。

二诊(1971 年 9 月 17 日)　药后漏红减少,胎坠较缓,腰酸渐轻,脉仍沉细,此胎未离经,尚属可安,倘见崩红脉浮,虚阳上越,则恐难挽救。再予益气摄血、固肾安胎之剂。处方：

野党参、炙黄芪、怀山药、大熟地各 15 g，炒白术、云茯苓各 9 g，菟丝子、炒杜仲、川续断各 12 g，贡阿胶、鹿角胶各 9 g(烊化冲服)，苎麻根 15 g，海螵蛸 9 g。

3 剂，水煎服。

三诊(1971 年 9 月 21 日)　胎漏已止，四末转温，腹坠若失，微感腰酸。胎气虽得暂安，仍宜培补气血，滋肾和胃，务使脾胃健旺，生血养胎，否则难以预期安产。处方：

野党参、炙黄芪、怀山药、菟丝子、金狗脊(去毛)、大熟地各 12 g，炒杜仲、补骨脂、川续断、炒白术、云茯神各 9 g，广陈皮 6 g，砂仁 1.5 g。

4 剂，水煎服。

兹后又以上方去补骨脂，加黄芩 4.5 g，略清胎热，嘱每月服 3 剂，至 8 个月停药。届期举一婴，母子无恙。

【按】 前人谓："气主煦之，血主濡之。"本例素有头晕眼花、肢冷腹胀等症，乃因气虚血弱，无以温养之故。盖气虚则提摄不固，血虚则胎元失养。《妇人大全良方·妊娠数堕胎方论》曰："若血气虚损……故不能养胎，所以数堕胎也。"本例既往两次殒胎，今次又结而不实，腰酸腹坠，漏下淡红，皆以脾肾气虚，不能摄血养胎之故，当务之急在于补气摄血，以安胎元。方用菟丝、杜仲、续断、寄生、参、芪、山药等大队益气固肾之品，使气固则胎亦固；阿胶、杭芍、萸肉、贯众炭、艾炭、海螵蛸等养血止血之味，使血充则胎自养。尤以二胶同用以温肾阳，滋肾阴；山药、白术相伍以滋脾阴、助脾用，深合"阳生阴长""生生不息"之旨。全方补气养胎，温而不燥，摄血养血，全力以赴，遂得转危为安，免蹈前辙。末诊补气血，益肾，兼和胃气，俾增进饮食，助纳运，以策安全，是为善后之法。(《哈荔田妇科医案医话选·妊娠疾病》)

八、罗元恺案

案 1　黄某，32 岁。

初诊　停经 2 月余，停经 50 多日时，曾做尿妊娠试验为阳性。近日没有注意休息，阴道少量出血 5 日，色鲜红，腹隐痛及有下坠感，腰微酸，且感疲倦。患者形体稍瘦，常有头晕腰酸，本次孕后有轻度妊娠反应。舌色稍淡，但尖边较红,脉细滑略弦。年前曾自然流产 2 次,均发生在早孕 2 个多月,未有小孩。诊断为胎动不安,证属肾阴不足兼有肝经虚热。治拟滋肾健脾,益气安胎,佐以养肝清热止血。处方:

菟丝子 25 g,川续断 15 g,桑寄生 15 g,阿胶 12 g(烊服),墨旱莲 15 g,女贞子 15 g,白芍 10 g,生甘草 5 g,荆芥炭 6 g。

4 剂,每日 1 剂。留渣再煎,并嘱卧床休息。

服药 3 剂后,阴道流血和腹痛已逐渐停止,但仍有腰酸和大便干结。后按上方去荆芥炭、白芍,改用桑椹 15 g、肉苁蓉 15 g,4 剂。药后诸症已基本消失,舌脉亦正常。后按二诊方去墨旱莲改用怀山药 15 g,续服 6 剂,俟后每周服药 3 剂,以兹巩固,至妊娠 5 个月后停药,后足月顺产男孩。

案 2 袁某,37 岁。

初诊 停经 3 个月,阴道出血 3 日,伴恶心、呕吐。患者曾连续自然流产5 次,流产后月经常常后期而至现停经已 3 个月,但近 1 周才出现恶心、呕吐、头晕,近 3 日有少许阴道出血,色淡。无腰腹痛,胃纳尚可。形体胖,眼眶黯黑,舌淡红,苔白,脉沉细滑。有糖尿病史。尿 HCC 定量:5 000 U/L。诊断:① 胎漏。② 妊娠恶阻。③ 滑胎。辨证:脾肾虚弱,冲任不固。治法:健脾补肾,养血和胃安胎。处方:

菟丝子 25 g,党参 25 g,桑寄生 15 g,杜仲 20 g,阿胶 12 g,艾叶 10 g,陈皮 10 g,制何首乌 25 g,枸杞子 15 g。

每日 1 剂,留渣再煎。

二诊 阴道下血已止,仍头晕,恶心,近日咳嗽,痰涎清稀,舌脉同前。B 超示子宫内活胎约 8 周。守前法,佐以宣肺止咳。守处方:

菟丝子 25 g,桑寄生 20 g,太子参 20 g,制何首乌 25 g,陈皮 3 g,法半夏12 g,茯苓 20 g,怀山药 30 g,甘草 6 g,百部 10 g,紫菀 15 g,北杏仁 10 g。

每日 1 剂。

三诊 近日皮肤瘙痒,有风团样疹块,无腰腹痛,无下血,仍恶心。舌淡红,苔薄黄,脉细滑。守前法,佐以疏风止痒。处方:

菟丝子 25 g,桑寄生 20 g,川续断 15 g,杜仲 20 g,阿胶 12 g,太子参30 g,防风 6 g,荆芥 6 g,川芎 6 g,牡蛎 20 g,白芍 15 g,甘草 9 g。

每日 1 剂。

隔日剂用药调治至妊娠6月余。继续随访,已足月剖腹产一男婴,体重4 kg。母子平安。

【按】此例曾滑胎5次,且为高龄孕妇,孕后有胎漏,并有糖尿病史。其证属脾肾虚弱,冲任不固。治法以健脾补肾为主,脾肾并重,安胎以防再次流产。方药以寿胎丸加减为主,重用菟丝子、党参,并配伍怀山药、杜仲、枸杞、何首乌等,以加强健脾固肾、养血安胎之功。治疗期间,出现恶阻、咳嗽、皮肤瘙痒等症状,亦随症予以调治。如荨麻疹,俗称"风疹块",为血燥生风之象,用荆芥、防风、川芎、熟地等养血祛风,效果颇佳。此与西医之风疹病毒感染不同,应予说明,因风疹病毒为致畸因素之一,病者不解两者之别,常混淆之。

(《中国百年百名中医临床家丛书·罗元恺》)

九、何子淮案

案1 吴某,30岁,本院职工。

初诊(1984年9月28日) 胎动不安,胎火上炎,口唇出现疱疮,大便难下,脉弦滑。胎前宜拟清肝安胎。

橘皮、橘络各5 g,黄芩12 g,苎麻根15 g,苏梗6 g,太子参10 g,桑叶12 g,甘菊花5 g,知母6 g,瓜蒌仁15 g(打),白芍10 g,桑寄生12 g,炙甘草3 g。

5剂。

二诊(1984年10月3日) 大便畅下,疱疮平伏;前方中肯,原法增损。

橘皮、橘络各5 g,太子参10 g,淡黄芩12 g,紫苏梗6 g,桑叶12 g,白芍10 g,瓜蒌皮10 g,桑寄生12 g,甘菊花10 g,绿梅花5 g,炙甘草5 g。

7剂。

【按】胎孕早期身发疱疹,大便干结,胎火炎炎,胎元难固;急宜桑叶、菊花、知母、黄芩清火,白芍、瓜蒌仁养血润肠通便,桑寄生、苎麻根、紫苏梗补肾安胎,又用太子参、甘草顾护胃,以预防清肝误伤脾元。二诊疱疹平伏,大便畅解,火泄肝柔,胎元得固;效不更方,原法巩。

案2 宜某,26岁。

初诊(1983年2月13日) 妊娠带水阵下,今日夹红少许,腰酸下坠,有先兆流产之势;脉弦滑,拟益气清肝法。

苎麻根 15 g,竹茹 12 g,焦白术 15 g,墨旱莲 15 g,黄芩炭 10 g,藕节炭 15 g,桑寄生 15 g,炙甘草 6 g,冬桑叶 10 g,炒白芍 12 g,炙黄芪 12 g,红参 6 g（另煎）。

3 剂。

二诊(1983 年 2 月 17 日) 早孕期,日前肝阳频频,带血时见,经治少歇,但少腹隐痛;脉仍弦滑,仍当预防先兆流产,清肝安胎观察。

黄芩 12 g,炒白芍 12 g,炒归身 10 g,玫瑰花 5 g,焦白术 12 g,炙甘草 6 g,绿萼梅 6 g,紫苏梗 9 g,橘皮、橘络各 9 g,苎麻根 15 g。

3 剂。

案3 洪某,28 岁。

初诊(1983 年 10 月 8 日) 末次月经 8 月 14 日,体质素羸,胸闷呕恶,一日前漏红少许,去年 7 月曾有难免流产。脉来细滑,证属营亏血热之早孕反应,唯恐体虚胎孕难固,先拟益气清肝,作短期观变,如出血过多当即随诊。

生地炭 12 g,桑寄生 12 g,墨旱莲 12 g,炙黄芪 12 g,黄芩炭 9 g,川续断 12 g,炙甘草 5 g,竹茹 9 g,苎麻根炭 12 g,炒杜仲 12 g,海螵蛸 12 g。

2 剂。

二诊(1983 年 10 月 10 日) 热逼胎元,导致漏红,益气清肝法,漏红少止,原有流产史,同意住院观察。脉弦滑,尚需警惕,原法再进。

炙黄芪 24 g,桑寄生 12 g,川续断 12 g,山茱萸 10 g,焦白术 6 g,苎麻根炭 12 g,黄芩 9 g,狗脊炭 12 g,桑叶 9 g,竹茹 9 g,太子参 12 g。

3 剂。

【按】上二案均用益气清肝固胎法。案 2 腰酸带下夹红,治以补益脾肾,兼清肝热效。案 3 素体虚弱,经停后胸闷呕恶,伴见漏红,且已有流产病史,何子淮首诊拟益气清肝治疗虽见成效。二诊原法守进,再拟益气清热,滋肾养肝;考虑有流产病史,为防万一,收入病房住院治疗观察,以保万全。

案4 阮某,25 岁,余杭县。

初诊(1983 年 1 月 11 日) 经水过期,漏红少许,内检先兆流产,下腹疼痛伴腰酸,脉细滑。先拟益气清肝,绝对卧床休息,防流产之虞。

苎麻根 15 g,太子参 12 g,藕节炭 12 g,狗脊炭 10 g,墨旱莲 10 g,仙鹤草 10 g,焦白术 10 g,炙甘草 6 g,炒白芍 10 g,炙黄芪 12 g,黄芩炭 10 g。

3 剂。

二诊(1983 年 1 月 15 日) 家属转方,谓服药后漏红止,腹痛缓,前方再进。

5 剂。

三诊(1983 年 5 月 6 日) 妊娠五月余,妊初曾有漏红,经治稳定。近日饮食不慎,中土受创,腹痛便泄,胎动不安,脉弦滑,苔薄白腻。再拟扶正健脾安胎,以防早产。

炒党参 12 g,炒扁豆 10 g,红枣 12 g,玫瑰花 5 g,焦白术 10 g,炙甘草 6 g,紫苏梗 10 g,藿香 10 g,炒白芍 10 g,怀山药 12 g,陈皮 6 g。

7 剂。

【按】早孕期腹痛漏红,何子淮治益气凉肝获效。中期食伤脾胃,腹痛便泄,又见胎动不安,转手扶正健脾安胎,应手取效。

案 5 姚某,25 岁。

初诊(1984 年 7 月 16 日) 早孕近 3 月,腰酸下坠,伴腹痛,原有漏红史。防先兆流产,补脾肾、安胎元。

苎麻根 15 g,怀山药 12 g,太子参 12 g,炙甘草 6 g,炒白芍 12 g,紫苏梗 8 g,狗脊 12 g,红参 6 g(另煎),焦白术 10 g,炙黄芪 10 g,川续断 12 g。

2 剂。

二诊(1984 年 7 月 23 日) 流红已止,精神好转,胃纳已香;脉细滑,安胎补之。

苎麻根 15 g,太子参 12 g,玫瑰花 5 g,炙甘草 6 g,川续断 12 g,炙黄芪 12 g,焦冬术 10 g,菟丝子 12 g,紫苏梗 8 g,淡黄芩 10 g。

4 剂。

案 6 刘某,27 岁。

初诊(1983 年 12 月 9 日) 早孕期聚血养胎,平日大便烂,体质素虚,生化乏源,中气不足,腰酸下坠;脉虚细,苔薄腻。证属脾虚,治宗扶脾安胎。盖血有源,胎自安,神采自奕;脾虚源竭,须防病胎。

炒党参 10 g,焦冬术 10 g,菟丝子 10 g,炒扁豆 12,炒白芍 12 g,川续断 12 g,炙甘草 6 g,绿萼梅 8 g,怀山药 12 g,狗脊 10 g,红枣 12 g。

5 剂。

二诊(1983 年 12 月 15 日)　养胎全赖脾肾,譬犹悬钟于梁,梁软则钟垂,梁折钟坠也;素来便溏腰酸,当重用白术,意在补脾,同时兼以顾肾。

党参 30 g,焦白术 15 g,怀山药 24 g,红枣 7 枚,升麻 6 g,狗脊炭 12 g,炒扁豆 12 g,炒白芍 12 g,补骨脂 12 g,炙甘草 5 g。

5 剂。

【按】"养胎全赖脾肾。"妊娠便溏腰酸,脾肾均形不足,扶脾补肾是为不易之治。上述均属脾肾兼治之例。

案 7　陈某,32 岁。上建一公司。

初诊(1982 年 7 月 3 日)　妊娠 3 月余,胎漏腹痛腰酸,不养胎;平素大便溏烂,脾气亦虚,脉细滑,有小产之虑,当益气养血护胎。

苎麻根炭 10 g,焦白术 12 g,狗脊炭 12 g,炙甘草 5 g,黄芩炭 6 g,炙黄芪 15 g,怀山药 12 g,海螵蛸 12 g,仙鹤草 15 g,藕节炭 12 g。

2 剂。

嘱绝对卧床休息,特殊情况随诊。

二诊(1982 年 7 月 6 日)　孕期阴血不足,聚血养胎,大便干燥,漏红仍有咖啡样血渗出,下腹作胀,夜寐不安,脉细滑。再拟养血安胎,随时来院观察。

生地炭 12 g,川续断 10 g,太子参 10 g,麦冬 12 g,桑叶 10 g,苎麻根炭 15 g,桑寄生 12 g,炒白芍 10 g,陈皮 6 g,黄芩炭 10 g,狗脊炭 12 g,炙甘草 5 g。

3 剂。

三诊(1982 年 7 月 15 日)　数进益气养血安胎,漏红不见,大便转正;略有呕恶,纳减,脉弦滑。脾虚肝逆,再拟柔肝和胃法,仍需预防流产。

苎麻根 12 g,煅石决明 15 g,黄芩 10 g,桑叶 10 g,桑寄生 12 g,绿萼梅 6 g,橘皮、橘络各 6 g,紫苏梗 10 g,炙甘草 3 g,炒白芍 10 g,归身 10 g。

3 剂。

【按】妊娠漏红伴腹痛腰酸便溏,脉来细滑,何子淮辨其为脾虚血弱,难以养胎,首诊治以益气养血护胎;二诊见便干腹胀,寐不安宁,阴血亏虚之象明显,故治疗以养血宁心,益阴清热为主,补肾安胎也不能忽视。三诊漏止便调,胎元得安,但又见纳减呕恶,脉来转弦,肝气横逆,法主柔肝和胃,随症治之。

案8 金某,30岁,煤气公司。

初诊(1982年2月20日) 末次月经1981年12月19日。脾气不摄,大便溏烂,体虚无力,难以固孕,日前见红2次;脉来细滑,宜益气健脾观察。

红参15 g(另煎),焦白术10 g,苎麻根炭15 g,紫苏梗10 g,炙黄芪12 g,狗脊炭10 g,玫瑰花6 g,海螵蛸15 g,怀山药15 g,川续断10 g,炙甘草6 g。

2剂。

二诊(1982年2月25日) 经停二月余,药后漏红仍较多,腰酸伴疼,血不固孕。脉弦滑,再拟益气清肝安胎。

生地炭12 g,阿胶珠10 g,炙黄芪12 g,紫苏梗10 g,苎麻根15 g,炒杜仲10 g,炒归身10 g,墨旱莲15 g,桑寄生15 g,党参10 g,炒白芍10 g,红参10 g(另煎)。

3剂。

三诊(1982年2月28日) 日前漏红少见,腰酸下坠,大便溏稀;先兆流产之象未除,仍以补脾益气固胎。

党参15 g,苎麻根15 g,紫苏梗10 g,炙甘草6 g,炒白芍10 g,焦白术15 g,藕节15 g,红枣12 g,川续断10 g,补骨脂10 g,炙黄芪15 g。

3剂。

【按】 该案体虚便溏漏红,治用益气健脾,法证相应却漏红未减,且见腰酸而疼,脉转滑,改拟益气清肝获效。三诊据腰酸便稀,再以补脾益肾,巩固胎元。

案9 范某,30岁,自行车零件三厂。

初诊(1985年5月19日) 孕2月余,无呕恶心烦,近腰酸下坠,少许见红,下腹隐痛,大便偏干,苔薄,舌尖边红,脉细软滑。拟益肾清肝安胎。

红参10 g(另调),苎麻根炭12 g,黄芩炭9 g,桑寄生12 g,炙芪24 g,墨旱莲15 g,焦冬术6 g,狗脊炭12 g,炒白芍15 g,仙鹤草15 g,炙甘草5 g,生地炭12 g。

5剂。

二诊(1985年5月23日) 早孕漏红未净,色咖啡,腰酸小腹隐痛,大便偏干。舌红苔黄腻,脉细滑。拟益气清肝安胎观察。

炙黄芪12 g,瓜蒌仁10 g,归身9 g,仙鹤草15 g,黄芩炭9 g,藕节炭

15 g,炙甘草 5 g,紫苏梗 5 g,绿萼梅 5 g,炒白芍 12 g,苎麻根炭 12 g,桑寄生 12 g。

3 剂。

三诊(1985 年 5 月 26 日)　漏红 6 日未净。腹痛稍缓,腰仍酸。苔根薄黄腻,脉弦滑。拟益肾清安胎观察。

炙黄芪 24 g,生地炭 12 g,炙甘草 5 g,焦冬术 9 g,黄芩炭 9 g,藕节炭 15 g,狗脊 12 g,新阿胶珠 12 g,苎麻根炭 12 g,桑寄生 12 g,仙鹤草 15 g。

3 剂。

四诊(1985 年 5 月 29 日)　漏红量减色淡,腰酸,纳便尚可,舌红苔薄脉细滑,益气清肝安胎续进。

太子参 15 g,黄芩炭 6 g,藕节炭 15 g,炙甘草 5 g,清炙芪 15 g,焦冬术 9 g,仙鹤草 15 g,狗脊炭 12 g,苎麻根炭 12 g,生地炭 12 g,桑寄生 12 g,新阿胶珠 12 g(烊冲)。

4 剂。

随访,漏红净,诸症改善,足月分娩。

【按】《诸病源候论》云:"漏胎者,冲任气虚,则胞内泄漏。"《妇人大全良方》亦云:"妊娠胎动不安、胎漏者由冲任脉虚,受胎不实也。"病机多责之冲任气血不调,胎元不固。肾为藏精之脏,肝为藏血之脏,封藏为肾所司,泄乃肝所主,二脏协调胎孕乃成。患者肾气亏虚,系胎无力,故孕后漏红淋漓;腰为肾之府,肾虚则腰酸下坠;胞脉失养则下腹隐痛;大便干,舌尖边红,是为肝热之象,因精血下聚以养胎元,阴聚于下而阳浮于上。治法首以补肾益气,佐以清肝。故何子淮药用黄芪、红参、白术益气健脾,桑寄生、苎麻根补肾安胎,加黄芩炭、墨旱莲、生地炭等清热养阴之品,仙鹤草益气收敛止血,全方集补肾健脾,养阴清肝为一体。二诊时漏红未净,大便偏干,苔黄腻脉弦滑,肝热未除,原法续进,何子淮用瓜蒌仁清热通便,紫苏梗、绿萼梅疏肝和胃,调畅气机。至四诊时诸症皆改善,胞脉得固则胎儿得安。

案 10　竺某,28 岁。

初诊(1978 年 5 月 25 日)　妊娠 70 日,11 日起见自然流红已 15 日,元阳未复,淋漓未净,胃纳不香,夜寐不安,腰酸无力,苔黄腻,脉弦滑而数。拟扶正,养胃阴,以调理之。

藕节炭 15 g,太子参 15 g,仙半夏 9 g,北秫米 9 g,炒白芍 9 g,小蓟炭 9 g,炙甘草 5 g,石斛 12 g,仙鹤草 15 g,朱麦冬 9 g。

4 剂。

二诊(1978 年 5 月 29 日) 养胃阴兼扶正气,淋红渐少,胃纳转香,精神好转,大便尚干,仍以扶正养阴。

太子参 15 g,枸杞子 12 g,北秫米 9 g,石斛 12 g,炒玉竹 30 g,夜交藤 15 g,朱麦冬 12 g,狗脊 12 g,炙甘草 5 g。

7 剂。

三诊(1978 年 6 月 19 日) 经净后纳睡香安,平日多劳后腰酸作坠,补肾调理。

狗脊炭 12 g,熟地炭 12 g,杞子 12 g,菟丝子 30 g,金樱子 15 g,炙甘草 5 g,川续断 15 g,炒白芍 9 g,胡桃肉 12 g,杜仲 12 g,桑寄生 12 g,牛膝 9 g。

7 剂。

【按】 妊娠漏红半月,元阳受损,脾胃受创,故见胃纳不香,夜寐不安。何子淮以半夏秫米汤加味扶正养胃、止血安胎,药治中肯,立见疗效。半夏秫米汤即《灵枢》卷十之半夏汤,为《内经》仅有十方之一,专为不寐而设。药味简单而意旨深厚。半夏性温味甘能通阳,降逆而通泄卫气,李时珍《本草纲目》言半夏能除"目不得暝";秫米性味甘凉能养营,益阴而通利大肠。李时珍说:"秫,治阳盛阴虚,夜不得眠,半夏汤(即半夏秫米汤)中用之,取其益阴气而利大肠也,大肠利则阳不盛矣。"二药合用,共成补虚泄实、沟通阴阳、和利营卫之功,并可调胃气,护中焦。何子淮喜用此二药,对脾胃不和,阴阳失调之失眠可收良效。何子淮对产后或人流后,脾胃不醒,苔腻纳不思之症尤喜用半夏、秫米,醒脾开胃,疗效卓著。

案 11 刘某,27 岁。

初诊(1979 年 5 月 12 日) 结婚 2 年,月经素来规则,停经 72 日,小便妊娠试验阳性,1 周前呕泛口苦,便秘而腹痛下坠;就诊前夜,腹阵痛作,阴道少量渗红,去某医院未作检查,给黄体酮 10 mg 肌内注射后,嘱中药处理。伴呕恶,口苦便秘,脉象滑数,苔微黄;孕期胎热所逼,肝阳不潜,木火内扰,治拟凉血清肝。

黄芩炭 9 g,阿胶珠 9 g,炒白芍 9 g,苎麻根 12 g,桑叶 9 g,桑寄生 12 g,

生地炭 15 g,仙鹤草 30 g,墨旱莲 20 g,姜竹茹 9 g,紫苏梗 4.5 g,炙甘草 2.4 g。

3 剂。

二诊(1979 年 5 月 16 日) 服药 2 剂后下血已停,痛缓呕平。续服原方加味。

黄芩炭 9 g,阿胶珠 9 g,苎麻根 12 g,桑寄生 12 g,生地炭 15 g,桑叶 9 g,炒白芍 9 g,仙鹤草 30 g,党参 9 g,姜竹茹 9 g,紫苏梗 4.5 g,炙甘草 2.4 g。

3 剂。

三诊(1979 年 5 月 19 日) 肝阳平,诸症瘥;肝旺之体脾土必为所克,肝木见宁,当养脾胃,以善其后。

苎麻根 12 g,桑寄生 12 g,炒白芍 9 g,仙鹤草 30 g,党参 9 g,黄芪 9 g,紫苏梗 4.5 g,怀山药 15 g,龙眼肉 12 g,红枣 12 g,炙甘草 2.4 g。

7 剂。

【按】女子妊娠血聚养胎,阴亏木旺之人易致肝阳不潜,木火内扰,血海不宁而漏红,且伴呕恶。何子淮治用黄芩、桑叶、生地、白芍清肝凉血以宁血海,阿胶、仙鹤草、墨旱莲育阴止血,竹茹、紫苏梗下气止呕,苎麻根、桑寄生益肾护胎。二诊后诸恙悉平,三诊转手扶养脾胃、固胎善后。

案 12 孟某,27 岁,第二电子管厂。

初诊(1982 年 12 月 6 日) 妊娠 3 个月,突然出血,下腹隐痛,倦怠乏力,脉弦滑,谨防流产。

炙黄芪 12 g,苎麻根炭 15 g,黄芩炭 10 g,狗脊炭 15 g,炒白芍 10 g,华珠草 10 g,桑叶 10 g,太子参 12 g,墨旱莲 12 g,焦白术 10 g,桑寄生 15 g,藕节炭 15 g。

2 剂。

二诊(1982 年 12 月 10 日) 肝肾亏损,曾有流产 3 次,素有眼疾,经量尚正常,平日腰酸体虚乏力,脉虚细,苔薄舌淡;宗温肾法,佐以养阴柔肝,兼顾眼疾,嘱男方精子检查。

熟地炭 12 g,川续断 10 g,潼蒺藜 10 g,炙甘草 6 g,天冬 10 g,枸杞子 12 g,石楠叶 15 g,菟丝子 10 g,麦冬 10 g,何首乌 10 g,巨胜子 10 g。

7 剂。

【按】《胎产集要·黄芩白术考》说:"白术益脾能培物之母,黄芩泻火能滋子户之阴,故曰安胎圣药。"妊娠早期,腹痛出血,自然须要防范流产,故首诊拟以白术、黄芩等益气补肾,清肝凉血,是为安胎护胎之大法。二诊因其素有眼病,腰酸带下,何子淮辨其属肝肾亏损,治以温肾柔肝,健脾助运,确保胎孕根本;且据有3次流产之病史,嘱做男方精液检查,以除相关情况,也属必要。(《重订何子淮女科·医案选萃》)

十、朱南孙案

案1 张某,39岁,工人。

初诊(1959年9月12日) 结婚2年,停经3个月,尿妊娠试验阳性,因操劳家务,1周前先感腰痛神疲,近2日腰腹坠胀,阴道漏红,色褐量少,乃来就诊,脉细软而滑,舌淡,少苔。证属气血亏虚,胎元不固。治拟补气养血,益胃安胎。

黄芪9g,归身炭9g,熟地9g,白芍6g,淡芩6g,杜仲9g,续断9g,菟丝子9g,覆盆子9g,南瓜蒂2枚,苎麻根12g,藕节炭9g。

2剂。

二诊(1959年9月14日) 上药服毕,漏红即停,续予健脾养血,益肾安胎以固其本。于次年4月间平安生产。

案2 刘某,26岁,工人。

初诊(1983年6月15日) 孕5个月,在孕46日时,阴道出血,淋漓不断,迄今3月余,尿妊娠试验阳性,近日来阴道见红,量多有块,按腹宫底近脐,如5月大,烦热口渴,纳呆神疲,脉滑数,舌暗偏红,舌苔薄黄。证属肝肾阴虚,血热动胎。治宜滋水凉血,清热安胎。

鲜生地24g,淡黄芩6g,黄柏6g,于术炭4.5g,地榆炭12g,血余炭4.5g,制何首乌9g,肥玉竹6g,川续断9g,藕节炭9g,黄阿胶丸6g(包)。

3剂。

二诊(1983年6月18日) 服药后下血仍多,腰疼腹胀,心烦口渴,内热未清。治宜清热固摄。

小生地12g,黄芩6g,黄柏6g,川连3g,黄芪9g,白术6g,归身炭6g,升麻炭0.8g,陈皮6g,党参4.5g。

2剂。

三诊(1983年6月20日) 血下已少,稍有血块,头晕腰疼,小便频数,孕中失血,胎虽不堕,究属气血受损,宜清热培补并重。

黄芪9g,党参4.5g,生地9g,阿胶珠9g,白术6g,黄芩6g,黄柏9g,地榆炭12g,十灰丸9g(包),苎麻根9g,藕节炭9g。

2剂。

四诊(1983年6月22日) 胎漏渐止,胸闷腹胀,脉细滑,舌苔薄黄,症已好转,治宜补养安胎。

黄芪9g,归身炭4.5g,阿胶珠9g,白术6g,生地9g,黄芩6g,升麻炭0.8g,南瓜蒂3枚,藕节9g,川连3g。

2剂。

上药共服8剂,漏红之症痊愈。

案3 赵某,27岁,工人。

初诊(1987年3月28日) 去年4月产1胎,因前置胎盘合并脐带脱垂,婴儿宫内死亡,自然分娩,人工剥离胎盘时大出血,输血800 mL,产后又感染外邪,继而常低热腹痛,西医妇科诊断为"附件炎"。今又怀孕5月余,漏红已1周,经注射黄体酮无效。腹痛隐隐,腰尻酸楚,纳呆口苦,脉象细滑微数,体胖,苔薄腻,有齿痕。阴血不足,脾胃气虚,以防不固。治拟健脾益胃,固气安胎。

党参6g,沙参6g,白芍6g,白术6g,淡黄芩4.5g,生地9g,阿胶珠9g,海螵蛸12g,炙升麻2.4g,川续断12g,苎麻根12g,二至丸12g(包煎)。

5剂。

二诊(1987年4月2日) 服药后漏红已止,纳呆口苦咽干,夜寐不安,3月29日B超示:胎儿发育正常,脉细滑数,左甚于右,仍属阴血不足,肾气虚弱。治拟养肝益肾,固气安胎。

党参9g,沙参9g,白芍9g,白术9g,淡黄芩4.5g,川续断12g,苎麻根12g,钩藤12g,夜交藤12g,合欢皮12g,菟丝子12g,谷芽9g,麦芽9g。

7剂。

【按】朱南孙认为,胎动不安的主要病机是气血不足,冲任不固,影响胎元,并认为腹痛与漏红程度与预后关系相当密切,腹痛甚,流血多而持续,一般难保,从现代医学角度来看,胚胎缺陷较重,属自然淘汰范畴。腹痛轻,流血量少,安胎较易。宋代《陈素庵妇科补解》曰:"妊娠胎动不安,大抵冲任二经血虚,胎门子户受胎不实也。""漏胎与下血不同,或因久病气血两亏渐积而至,或因男女多欲所致,但妊娠全赖诸经血以养胎,漏而不已,胎必受损,母亦致病。"《妇科经纶》曰:"凡胎前病,总以养血、健脾、清热、疏气为主。"案1证属气血亏虚,治疗以益气养血,补肾安胎而取效。案2为阴虚内热之典型病例,治疗应以清热摄血、养阴补气为主,如其流血已停而身体衰弱者,又宜培养固本,以善其后。案3系纺织工人,平时工作久立多走,头胎前置胎盘,分娩时大量出血,肾气耗伤,产后复感外邪,冲任受损,正虚邪盛,未满一载又受孕漏红,血量较多,方拟举元煎加减,补气固肾,清养胎气,二诊时漏红即止,腹痛亦减。患者阴血不足,胎气亦虚,原方加减,着重养血安胎,后往随访,知胎已安。朱南孙认为,安胎之法总以养血、补气、益肾为大法。(《朱南孙妇科临床秘验·医案》)

十一、蔡小荪案

案 1 吴某,23 岁。

初诊(1991 年 11 月 4 日) 经居五旬,近 1 周阴道出血少许,色暗,小腹不适,下坠感,腰脊酸楚,背冷形寒,小便频数,纳少微恶。曾流产两次,均在孕 2 个月左右,末次流产清宫迄今 1 年。孕前测基础体温呈双相不典型;染色体检查双方正常;尿 HCG>5 000 U/L;B 超示宫内有孕囊,偶见心管搏动。舌苔薄白,脉形细滑。乃肾气不固,胎失所系,姑拟补肾安胎。处方:

党参 9 g,生地炭 15 g,炒白术 9 g,炒杜仲 12 g,桑寄生 9 g,炒川续断 9 g,炙狗脊 9 g,菟丝子 9 g,条芩炭 9 g,艾叶炭 5 g,大白芍 9 g,陈阿胶 9 g(烊冲)。

5 剂。

二诊 出血减少,仅在晨起便后略有淡红色血点,腰酸亦减,宗原法出入。

生地炭 9 g,砂仁 3 g(后下),炒白术 9 g,条芩炭 9 g,炒杜仲 12 g,桑寄生 12 g,川续断 12 g,菟丝子 9 g,地榆炭 12 g,云茯苓 12 g,南瓜蒂 3 g,陈阿胶 9 g(烊冲)。

5剂。

三诊 漏红已止5日,腹坠腰酸等恙显著好转,唯泛恶呕吐清涎,头晕纳少,舌苔淡薄,脉滑少力。再拟补肾健脾,和胃止呕。

炒白术9 g,炒黄芩9 g,云茯苓12 g,姜竹茹6 g,陈皮4.5 g,炒杜仲12 g,炒川断12 g,桑寄生12 g,姜半夏4.5 g,砂仁3 g(后下),苎麻根12 g。

5剂。

【按】 本例素体脾肾不足,以致卵巢黄体功能不健,孕后易堕。患者曾流产2次,此次漏红1周,腹坠、腰酸,B超见胎心搏动微弱。患者思想紧张,当日出血甚多。此为素体肾气不固,胎失所系。《景岳全书》曰:"妇人肾以系胎,而腰为肾之府,故胎孕之妇最虑腰痛,痛甚则堕,不可不防。"治以补肾安胎,方中杜仲、桑寄生、川续断、狗脊、菟丝子补肾壮腰以系胎;生地炭、陈阿胶、白芍滋水益精,养血止漏;党参、白术健脾益气安胎;条芩炭、艾叶炭止血安胎,平调寒热。服中药头剂后,翌日出血即显著减少,症见瘥减。二诊后出血基本已除,腹坠、腰楚、溲勤、形寒等症均好转。1周后泛恶呕吐明显,表明肾气已固,胎气已盛,改以健脾补肾,理气安胎,药后即好转停药。孕5个月后,送医院产科预检,示胎儿发育正常。

案2 曹某,34岁。

初诊(1992年3月20日) 经停2月半,末次月经1992年1月1日,妊娠试验阳性。不断续下血2周,色黯,量不多。腰脊酸楚,站立则腹部下坠感。微恶,头晕,夜不安寐。已用西药促绒及黄体酮等治疗一旬,未见效。患者有血小板减少、贫血、甲型病毒性肝炎史,曾于1990年6月流产1次。苔薄质红,脉象细数。嘱验血常规、血小板、出凝血时间和肝功能。患者乃气血两亏,胎元失养,姑先和养安胎。处方:

党参9 g,炒白术9 g,条芩炭9 g,炒归身9 g,大白芍9 g,生地炭9 g,墨旱莲15 g,陈阿胶9 g(烊冲),炒杜仲12 g,炒川续断12 g,苎麻根12 g,陈皮4.5 g。

5剂。

二诊 出血已少,每晨起仍下血点滴,腰酸、腹坠等均见减轻。化验检查血红蛋白、红细胞、血小板均偏低;出凝血时间和肝功能正常。苔薄边尖红,脉细略滑。再拟前法出入。处方:

生地炭 12 g,条芩炭 9 g,炒白术 9 g,大白芍 9 g,墨旱莲 15 g,地榆炭 12 g,菟丝子 9 g,炒杜仲 12 g,炒川续断 12 g,桑寄生 12 g,苎麻根 12 g。

7 剂。

【按】患者素体气血虚弱,胎气不足,曾流产 1 次。今孕后又下红,腰脊酸楚,头晕,夜不安寐,一派气血不足之象。气以摄胎,血以养胎,气血虚弱,濡养不足,胎元不固,故胎动不安。叶天士指出:"气虚则提摄不固,血虚则灌溉不固,是以胎堕,故善保胎者,必当专补气血。"方中白术、党参补中益气,摄血固胎;归身、白芍、生地炭、墨旱莲养血止血安胎,使气血俱旺,胎有所养;阿胶、川续断、杜仲补益肝肾,养血止血;陈皮、苎麻根顺气清热安胎。投药后出血逐渐减少,至 3 月 29 日完全停止,腹坠已瘥,腰酸头晕等症亦见好转。4 月 6 日 B 超示宫内胎儿存活,胎儿发育与胎龄相符。胎漏告愈。

案 3 郭某,26 岁。

初诊(1992 年 5 月 8 日)　停经 2 个月,末次月经 1992 年 3 月 6 日。曾因长途旅行,纳食不慎致腹泻呕吐,腹痛,发热,服药后热退痛除,呕恶已减。近因劳累又致腹泻,腰酸似折,今晨阴道下红少量,色黯、小腹不适,畏寒喜暖,嗜卧懒言,头晕神疲,苔薄脉濡,妊尿试验阳性。患者为肝肾不足,胞脉失养,姑先健脾补肾,温中安胎。处方:

炒党参 12 g,炒白术 9 g,怀山药 9 g,云茯苓 12 g,仙鹤草 15 g,煨木香 3 g,菟丝子 9 g,炒杜仲 12 g,炒川续断 12 g,炒白芍 9 g,淡芩炭 9 g。

3 剂。

二诊　漏红已少,未止,腰酸腹坠,大便欠实,再宗原法出入。

炒党参 12 g,炒白术 9 g,怀山药 9 g,炒杜仲 12 g,川续断 12 g,桑寄生 12 g,升麻炭 4.5 g,炒白芍 9 g,菟丝子 9 g,南瓜蒂 3 只,云茯苓 9 g,艾叶炭 3 g。

3 剂。

【按】患者早孕期间长途旅行,劳累过度,加之纳食不慎而致腹泻,腰酸似折,下红。此乃脾肾不足,胞脉失养。拟健脾补肾,温中安胎。方中党参、白术、怀山药、云茯苓健脾益气固胎;白芍养血柔肝;菟丝子、杜仲、川续断补肾壮腰固摄;仙鹤草止血;姜夏温中止呕,安胎。药后漏红已止,腹疼下坠感及腰酸腹泻等羔均见好转,唯不思饮食,泛恶频作。三诊改服香砂六君加杜

第五章

历代医案

仲、寄生、川续断、姜半夏、姜竹茹,5剂后泛恶亦减,纳食已增。孕3个月后B超示宫内胎儿发育符合孕月,胎心胎动正常。

案4 陈某,29岁。

初诊(1991年7月22日) 孕将2个月,阴道出血2日,缘周前母病告危,心急烦恼所致。用西药止血保胎,出血今反有增,小腹隐痛,纳少作恶。曾于去年冬季流产1次。苔薄质红,脉弦滑。此乃气郁火盛,胞脉受损。姑拟清热止血,理气安胎。处方:

生地炭12 g,炒黄芩10 g,侧柏叶10 g,墨旱莲15 g,广木香3 g,紫苏梗9 g,陈皮4.5 g,白芍9 g,阿胶9 g(烊冲),炒杜仲12 g,川续断12 g,苎麻根15 g。

5剂。

二诊 阴道漏红减少,腹痛已除,唯带多黄白间赤,腰酸泛恶,舌脉同前。宗原法进退。处方:

生地炭12 g,川柏炭5 g,炒白术10 g,炒黄芩10 g,椿根皮12 g,云茯苓10 g,地榆炭12 g,苎麻根12 g,炒杜仲12 g,桑寄生12 g,紫苏梗9 g,姜竹茹6 g。

5剂。

【按】本案病出有因,因母病告急,心急烦乱以致肝郁化火,邪热动胎。叶天士云:"气调则胎安,气逆则胎病。"治当清热止血,理气安胎。生地炭、黄芩、侧柏叶、墨旱莲清热止血;紫苏梗、陈皮、木香解郁,顺气安胎;白术、阿胶滋养阴血,血气调和而胎气平安。药后漏红止,腹痛除,腰酸瘥,带已少。B超示宫内胎儿胎心搏动良好。停药后再未出血。1992年2月因低置胎盘行剖腹产,生一健康女婴。

案5 姚某,32岁。

初诊(1996年3月27日) 结婚1年,去年秋季孕2月许因自然流产刮宫。末次月经1996年2月16日,尿HCG阳性,兹孕6周许。1周前下红少许,色如咖啡,旋净。昨又见少量阴道出血,色如咖啡,时有时无,至今未止。伴下腹轻度坠胀疼痛,微恶、腰酸楚,未作诊治。刻下下腹隐痛且胀,腰酸楚,内裤见少量咖啡色血。精神欠振,面色无华,情绪欠舒。苔薄中根微腻,舌质微红,脉弦略滑。证属肾虚肝郁,胎元不固,不足之象显露,慎防堕胎。治拟

健肾安胎止漏为先,以观动静。处方:

炒党参12 g,炒白术9 g,淡黄芩9 g,白芍9 g,桑寄生12 g,炒杜仲12 g,川续断12 g,地榆炭12 g,生地炭12 g,紫苏梗9 g,苎麻根12 g。

7剂。

嘱绝对卧床休息,注意起居、饮食调养,暂禁性生活。若腹痛剧烈或阴道出血量多即赴医院急诊。

二诊 间日下红极少,色如咖啡,腹痛见减,脘胀嗳气,苔薄白,质微红,脉弦滑。方既应手,守法再进。嘱B超检查。处方:

炒党参12 g,炒白术9 g,木香3 g,砂仁3 g(后下),桑寄生12 g,炒杜仲12 g,川续断12 g,白芍12 g,生地炭12 g,淡芩炭9 g,苎麻根12 g,紫苏梗9 g。

7剂。

三诊(家属代诊) 阴道出血1周已止。腹痛腰酸均除。日前B超检查示子宫增大,宫内见孕囊36 mm×21 mm,内见胚胎及原始胎血管搏动;孕囊右前方见16 mm×11 mm似孕囊样回声,未见明显胚芽。提示双胎妊娠,一胎8周+,一胎已停止发育。刻下稍见黄带,纳差,要求转方。再守前意。处方:

炒党参12 g,炒白术9 g,姜竹茹9 g,砂仁3 g(后下),白芍12 g,生地炭12 g,桑寄生12 g,炒杜仲12 g,川续断12 g,紫苏梗9 g,苎麻根9 g,陈皮4.5 g。

7剂。

【按】 因胎系胞,主在脾肾两脏。脾为后天之本,气血生化之源;肾为先天之根,生殖生长之根本。古人曾喻胎孕如"寄生之托于苞桑,茑与女萝之旋于松柏"。若脾肾虚弱则尤寄生松柏之不固也。而胎无所附,漏坠难免。故胎漏、胎动不安之治,当重于补脾益肾,肾固脾健自无漏动之虞。临证常以党参、炒白术、淡黄芩、桑寄生、炒杜仲、川续断、苎麻根为基础方,根据患者具体症情,再佐择清热、化湿、解郁、疏理、温养、滋润、止血诸法,每得良效。益中气系胎元以党参、炒白术为最佳;补肾气固冲任以寄生、杜仲、川续断为首选;黄芩苦寒清热,止血安胎;苎麻根加强系固之力。众药相辅,具有较好的安胎作用。

本案前次妊娠时不慎因外伤导致坠胎,行清宫术,致肾气受损,复加调养失当再伤脾胃。间隔五月许又孕,肾气未盛,脾气未复,脾肾失系乃成胎漏之证。恐于再度殒坠,心情忧郁,又致木失条达之性。谨守病机,蔡小荪在安胎基础方中,佐白芍养血柔肝,和里缓急;木香、紫苏梗疏调气机;生地炭、地榆凉血止血。二诊漏下极少,然其色仍如咖啡,嘱服药同时行B超检查。胎漏者漏下淡红或鲜红者,多属现代医学"先兆流产"之列,中药安胎往往能获良效;凡下血色如咖啡,甚则酱色者,必当B超检查,排除"过期流产"。若已胎死腹中,已非药力所能挽,应及时清宫,防止暴崩休克,造成亡血脱气危证。本案经B超检查,果一胎已殒,幸双胎妊娠,另一胎发育正常。继以安胎法治疗将月,经观察症情稳定,翌年剖腹产一女婴,母女皆安。(《中国百年百名中医临床家丛书·蔡小荪》)

十二、张良英案

案1 刘某,32岁。

初诊(1997年10月6日) 妊娠76日,腰酸腹胀痛6日。患者近6日出现腰酸腹胀痛症状,及少量阴道出血,伴恶心、纳差、头痛,舌淡、苔薄白,脉细滑数。患者孕3产1(孩子意外死亡),人工流产1次,自然殒堕1次。诊断为胎动不安。证属脾肾两虚,治以补肾健脾安胎,用保胎方治疗。处方:

菟丝子15 g,熟地20 g,党参20 g,女贞子12 g,墨旱莲15 g,黄芪30 g,白术15 g,山茱萸15 g,怀山药15 g,桑寄生15 g,续断15 g,砂仁10 g,法半夏10 g,陈皮10 g,甘草6 g。

3剂。水煎服,每剂服2日,每日服2次。并嘱患者卧床休息,不适随诊。

1周后患者复诊诉腰酸腹胀痛消失,已无阴道流血,保胎方加减继续治疗至10月20日复查B超示:"单活胎,约等于13周。"于1998年5月1日顺产一健康男婴。

【按】患者证属脾肾两虚,冲任不固,胎失所系,因而腰酸腹痛,少量阴道出血脾虚运化失常,故出现恶心、纳差等症状;生化乏源,髓海不足而头痛。用保胎方为主治疗,加砂仁、法半夏、陈皮,化湿理气、和中止呕;菟丝子补肾助阳而益精气;续断补肾强腰,安胎止痛;党参、白术益气载胎。全方共奏补肾健脾安胎之效。

案2 杨某,25岁。

初诊(2010年2月6日) 宫内妊娠6月余,阴道流血2小时。患者2小时前出现阴道流血,量多色红夹血块,并有头晕、腰酸腹坠、四肢乏力等,舌质红、苔薄白,脉滑数。B超提示为:部分性前置胎盘。诊断为胎动不安。证属脾虚气陷、肾虚不固。治以健脾补肾、益气升提,用补中汤加减治疗。处方:

炙黄芪40g,太子参30g,白术炭10g,陈皮10g,炙升麻6g,炒柴胡8g,炒杜仲15g,菟丝子15g,桑寄生15g,川续断15g,阿胶珠15g,仙鹤草15g,炙甘草5g。

3剂。水煎服,每剂服2日,每日服2次。收入院并嘱患者绝对卧床休息。

连服3剂后阴道出血停止,伴随症状消失。继服4剂后出院。嘱其守上方隔日1剂服用,连服1个月后B超复查提示:胎盘位置已正常。随访患者足月顺产一健康女婴。

【按】患者证属脾虚气陷、固摄升提乏力,故胎盘位置低而胎动下坠,阴道流血;肾虚冲任不固,胎失所系,因而腰酸腹坠;肾虚髓海不足,故而头晕;肾主骨,脾主肌肉,脾肾虚弱则四肢乏力。用补中汤为主治疗。方中黄芪、太子参、白术、炙甘草健脾益气,柴胡、升麻升阳举陷,助胎盘逐渐恢复到正常位置,川续断、杜仲、菟丝子、桑寄生等补肾系胎,加阿胶珠养血止血安胎。全方共奏健脾补肾、益气升提止血之功效。(《张良英学术思想与临床经验集·临床经验》)

十三、常青案

王某,32岁。

初诊(2013年3月) 因停经50日,阴道出血1周就诊,B超提示宫内早孕,可见胎心。曾于某医院门诊配合黄体酮针保胎治疗乏效,目前面色萎黄,仍有阴道出血,色淡红,伴腰膝酸软,下腹隐痛,舌质黯红,脉沉细滑尺弱。拟益肾固腰安胎。处方:

生晒参30g,炒白术60g,苎麻根30g,菟丝子30g,干石斛15g,续断30g,炒黄芩30g,白茅根30g,墨旱莲30g,炙黄芪30g,炙甘草15g。

7剂,水煎日1剂,早晚分服。

1周后复诊,药后漏红已止,尚腹痛,继服7日,诸恙好转。

【按】常青认为,本病临床上虚证较多,实证较少,因病情较急,临床需补肾安胎与止血、补气、清热等药物相结合,才能取得良效。中药保胎是多靶点、多机制、综合作用的结果,既可调节内分泌,又可抑制子宫收缩,在先兆流产的治疗中起重要作用。(《常青内妇科临证精华·常氏妇科临证精华》)

十四、刘瑞芬案

鹿某,28岁。

初诊(2013年3月27日) 患者停经32日,阴道少量流血4日。平素月经7/32～34日,量中,色质正常。末次月经2013年2月24日,6日净,量、色可,余无明显不适。现患者停经32日,4日前患者无明显诱因出现阴道流血,持续至今,偶腰酸,无小腹疼痛。2日前患者自测尿HCG(±)。平时白带正常。2011年、2012年均于孕40余日时发生自然流产,共3次,有生育要求。纳眠可,二便调。舌淡红,苔白,脉沉细。辅助检查:E_2 480 pg/mL,P 24.41 ng/mL,β-HCG 228.90 mIU/mL。中医诊断:胎漏;滑胎;异位妊娠待排。西医诊断:先兆流产;复发性流产;异位妊娠待排。辨证:肾虚证。治法:补肾健脾,益气安胎。处方:

(1)菟丝子15 g,桑寄生15 g,炒续断18 g,炒杜仲12 g,枸杞子12 g,党参18 g,炒白术12 g,炒白芍15 g,黄芩9 g,麦冬9 g,砂仁9 g(后下),香附9 g,苎麻根15 g,墨旱莲18 g,炙甘草6 g。

7剂,水煎服,日1剂。

(2)黄体酮胶丸0.1 g,每日2次,口服。

(3)维生素E软胶囊100 mg,每日1次,口服。

(4)多维元素胶囊1粒,每日1次,口服。

二诊(2013年4月2日) 用药后,患者阴道流血停止。现停经36日,偶感腰酸及小腹坠痛。白带正常,纳眠可,二便调。舌淡红,苔白,脉沉细。辅助检查:E_2 407.50 pg/mL,P37.48 ng/mL,β-HCG 549.80 mIU/mL。处方:

上方去墨旱莲,黄芩改为12 g,麦冬改为12 g,加炙黄芪30 g。

6剂,水煎服,每日1剂。余治疗方案继用。

三诊(2013年4月9日)　现停经43日,无阴道流血及小腹坠痛,白带正常。纳差,眠欠佳,多梦易醒,二便调。舌淡红,苔白,脉沉细。处方:

上方去苎麻根,加柏子仁12 g、竹茹9 g。

7剂,水煎服,每日1剂。余治疗方案继用。复查E_2、P、β-HCG。

四诊(2013年4月19日)　现患者停经53日,感腰酸、恶心、呕吐,无阴道流血,无小腹坠痛,白带正常。纳欠佳,眠可,大便调,小便略频。舌淡红,苔白,脉沉细。辅助检查:E_2 811.20 pg/mL,P 34.32 ng/mL,β-HCG 22 123.0 mIU/mL。检查B超提示早孕(符合7.5孕周),可见胎芽及胎心搏动。中医诊断:胎漏;滑胎。西医诊断:先兆流产;复发性流产。处方:

上述治疗方案继用,患者因恶心、呕吐,拒服中药嘱暂停服。

五诊(2013年5月21日)　现患者停经已12周,无阴道流血,偶有恶心、呕吐,纳眠可,二便调。舌淡红,苔白,脉沉细。辅助检查:B超提示早孕(符合12孕周)。处方:

停用黄体酮及多维元素胶囊,定期产检。

后经随访,患者于2013年12月4日足月顺产一男婴。

【按】胎漏、胎动不安是妇产科常见病,常见的病因病机有肾虚、血热、气血虚弱、血瘀。本患者的病机为肾虚。患者先天禀赋不足,肾虚冲任损伤,胎元不固,发为胎漏、胎动不安。方中菟丝子、续断为君药补肾益精,固摄冲任,肾旺自能荫胎。桑寄生、盐杜仲补肝肾,固冲任,使胎气健旺;枸杞子补肾滋阴;党参、炒白术补气健脾,是以后天养先天,诸药为臣。炒白芍养血柔肝缓急,可预防子宫收缩;黄芩、麦冬滋阴清热安胎;砂仁行气和中安胎;墨旱莲、苎麻根补肝肾,止血安胎;香附理气止痛皆为佐药。炙甘草为使,调和诸药。二诊加黄芪益气升提安胎。后加柏子仁养心安神;竹茹清热化痰、除烦止呕。全方共奏补肾健脾益气、养血固冲安胎之效。(《刘瑞芬妇科经验集·临床经验》)

十五、蔡圣朝案

吴某,28岁。

初诊(2015年11月12日)　患者主诉孕2月余,阴道流血2日。患者2个月前月经延迟,于外院诊断为早孕,2日前出现阴道少量流血,色红。遂

第五章　历代医案

前往外院就诊,查妇科彩超提示"宫内未见明显胎心搏动",医生建议其行无痛人流。患者拒绝并前往我院就诊。舌红,苔微黄腻,脉细数。中医诊断:胎漏,证属冲任不固。治则调补冲任,补肾安胎。处方:

炒川续断 10 g,炒杜仲 10 g,肉苁蓉 10 g,怀山药 10 g,炒白术 10 g,炒黄芩 10 g,生黄芪 20 g,何首乌 20 g,怀牛膝 10 g,升麻 10 g,炙甘草 6 g。

3 剂,每日 1 剂,水煎取汁 300 mL,早晚分服。

并嘱患者边服药边观察阴道流血情况。

二诊(2015 年 11 月 16 日) 病况同上,3 剂药已服用完毕,阴道流血较前明显减少,只有几滴而下。舌红,苔腻,脉细数。仍守上法继续治疗。处方:

上方加菟丝子 20 g。

3 剂,每日 1 剂,水煎取汁 300 mL,早晚分服。

三诊(2015 年 11 月 20 日) 病况同上,患者诉阴道无流血,无腹痛。恶心,呕吐。舌淡红,苔薄白,脉滑数。处方:

炒川续断 10 g,炒杜仲 10 g,怀山药 10 g,炒白术 10 g,炒黄芩 10 g,菟丝子 10 g,生黄芪 20 g,沙苑子 10 g,怀牛膝 10 g,何首乌 20 g,肉苁蓉 10 g,炙甘草 6 g。

7 剂,每日 1 剂,水煎取汁 300 mL,早晚分服。

四诊(2015 年 11 月 27 日) 病况同上,患者诉阴道无流血,无腹痛,无腰酸。舌淡红,苔薄白,脉细数。查妇科彩超示"早孕,宫内有正常胎心搏动"。处方:

上方加春砂仁 6 g(后下)。

7 剂,每日 1 剂,水煎取汁 300 mL,早晚分服。嘱患者无不适服完药物即可停药。

3 个月后随访患者孕中期,一切正常,无不适症状。

【按】 妊娠期间,胎气受损,出现阴道流血,时下时止,淋漓不断,称为胎漏。主要病机是冲任损伤,胎元不固。因素体虚弱,肾气不足;或因房事不节,耗损肾精,或由气血虚弱,或因邪热动胎,干扰胎气,以致胎元不固。《格致余论·胎自坠论》云:"气血虚损,不足荣养,其胎自坠。或劳怒伤情,内火便动,亦能坠胎。"《景岳全书》:"凡妊娠之数见坠胎者,必以气脉亏损而然,况妇人肾已系胞,而腰为肾之腑,故胎妊之妇最虑腰痛,痛甚则坠,不可不防。凡胎孕不固,无非气血损伤之病,盖气虚则提摄不固,血虚则灌溉不周,所以多致小产。"《医宗金鉴·妇科心法要诀》云:"孕妇气血充足,形体壮实,则胎气安固,若冲妊二经虚损,则胎不成实,无故而胎自坠,至下次受孕亦复如此。数数坠胎,则谓之滑胎,多因房劳太过……其胎因而不安,不可不慎者也。"安胎大法以补肾固胎为主,辅以益气、养血、清热等法。《傅青主女科》云:"胞胎之系通于心与肾,而不通于脾,补肾可也,何故补脾?然脾为后天,肾为先天,脾非先天之气不能化,肾非后天之气不能生,补肾而不补脾,则肾之精何以遂生也,是补后天之脾,正所以补先天之肾也。"《医学衷中参西录·论治妇人流产》云:"流产为妇人恒有之病,而方书所载保胎之方,未有用之必效者。诚以保胎所用之药,当注重于胎,以变化胎之性情气质,使其善吸其母之气,化以自养,自无流产之虞;若单补助妊妇,使其气血壮旺固摄,以为母强自能荫子,此又非熟筹完全也。"方中菟丝子、杜仲、肉苁蓉补肾益精,肾旺自能荫胎;川续断固肾壮腰以系胎;白术、黄芪益气安胎;甘草缓急调和诸药。(《蔡圣朝临证治验·临床医案》)

十六、陈慧林案

案1 平某,39岁,工人。

主诉:妊娠4月余,阴道流血7日余。患者曾流产2次,现妊娠4月余。平时经常腰酸,下肢无力,头晕耳鸣,心烦寐差,纳谷不佳,大便溏稀。妊娠后也常腰酸,便溏。近因房事不慎内伤冲任,漏红过多,7日不止,腰酸头晕,腹痛下坠,脉沉细滑数,舌淡而少津。慎防不支小产。拟益肾培脾,宁心安胎。处方:

炒党参,炙黄芪,焦白术,陈阿胶,淡黄芩,柴胡炭,仙鹤草,墨旱莲,炒川续断,桑寄生,炒杜仲,米炒荷蒂,苎麻根,陈棕炭,菟丝子,南瓜蒂。

服药4剂,并节房事,病势见减。又因失眠,于原方中去柴胡炭,加茯神、远志、火麻仁之类。门诊3次,漏红止,头晕腰酸均减。随访过期产女婴。

【按】综观脉证,本例病案属脾肾两虚之证。患者曾2次流产,腰酸肢软,头晕耳鸣,纳差便溏,脉沉细而数,舌淡少津,是为禀赋不足,素体脾肾气虚,又反复堕胎伤肾,肾虚不能暖脾,脾虚中气亏损,化源匮乏不能摄养胎儿。

近又房劳，复伤及肾，肾关失固而见漏红。治当健脾益胃以利生化之源，滋肾益精以益冲任之本。方中党参、黄芪、白术培脾益气安胎；川续断、桑寄生、杜仲益肾壮肾安胎；阿胶、黄芩、墨旱莲养阴凉血安胎；柴胡炭、荷蒂、苎麻根、仙鹤草升提止血安胎。其中，白术与黄芩，培脾清热，为安胎要药；黄芪与柴胡，补益中气，升举元阳；柴胡与黄芩，和肝解郁，郁热得解，动血之因清除，用其炭，止血效果更佳；仙鹤草与墨旱莲，补虚养阴血，加快血液凝固。本例之"心烦失眠"是由脾肾虚弱，气血亏乏，心神失养所致，故以益肾培脾，填补气血而达宁心定志，藏精固胎之目的。

案2 陈某，34 岁。

妊娠 3 月余，曾人工流产 2 次，难免流产 2 次。现妊娠 3 个半月。平时有腰酸、头晕，脾气急躁易怒，大便干结，喜冷饮。本次妊娠后反应较大，得食即吐，甚至呕吐紫血，便干溲黄，口干舌燥，心烦寐差易怒。因乘车颠簸，漏红 1 周。脉弦滑而数，舌红苔黄少津。方拟益肾培脾，清肝安胎。处方：

炒党参，炙黄芪，焦白术，陈阿胶，淡黄芩，柴胡炭，仙鹤草，墨旱莲，炒川续断，桑寄生，炒杜仲，米炒荷蒂，苎麻根，钩藤，麦冬，五味子，莲子心，石斛，生地炭。

嘱其卧床休养。经门诊 4 次，原方出入加减，漏红腰酸止，便畅纳增。

又调治 2 个月。后经随访，足月产 1 男孩，母子康健。

【按】本案因妊娠血聚养胎，阴血不足，阳气偏盛而热扰胎元，冲任不固，以致胎漏滑胎。患者又反复堕胎损耗肾精，水枯无以涵木，肝木失养，虚阳亢盛，故腰酸、头晕、烦躁易怒。木旺克土，脾胃受累而失运不纳，故便干、得食即吐。脾虚失运，中气下陷，胎系不固而漏红。治当健脾滋肾以养胎元，柔肝凉血以清胎热。本例的"心烦失眠"是由肾虚所致，肾水不能济心火，则心火亢盛而扰乱心神所致，故益肾培脾以藏精，清润心肝以宁神，精藏神宁，胎元自固。(《陈氏妇科流派传承·学术与临床》)

参考书目

［1］盛增秀,陈勇毅,竹剑平.医案类聚[M].北京：人民卫生出版社,2015.

［2］李顺保.中医妇科学古代医书合集[M].北京：学苑出版社,2017.

［3］张仲景.金匮要略[M].北京：中医古籍出版社,1998.

［4］巢元方.诸病源候论[M].沈阳：辽宁科学技术出版社,1997.

［5］朱震亨.丹溪心法[M].沈阳：辽宁科学技术出版社,1997.

［6］赵贞观.绛雪丹书[M].北京：人民军医出版社,2010.

［7］梁廉夫.不知医必要[M].南宁：广西民族出版社,1990.

［8］楼英.明清中医名著丛刊·医学纲目[M].北京：中国中医药出版社,1996.

［9］王怀隐.太平圣惠方[M].郑州：河南科学技术出版社,2015.

［10］程鹏程.急救广生集[M]//李顺保.中医妇科学古代医书合集.北京：中国中医药出版社,2008.

［11］程杏轩.医述[M].合肥：安徽科学技术出版社,1983.

［12］孙一奎.赤水玄珠[M]//李顺保.中医妇科学古代医书合集.北京：中国中医药出版社,1996.

［13］程国彭.医学心悟[M].北京：中国中医药出版社,2019.

［14］施雯.盘珠集胎产症治[M].上海：大东书局,1936.

［15］冯兆张.冯氏锦囊秘录[M].北京：人民卫生出版社,1998.

［16］江笔花.笔花医镜[M].上海：上海科学技术出版社,1958.

［17］田间来是庵.灵验良方汇编[M].北京：中医古籍出版社,1986.

［18］罗国纲.罗氏会约医镜[M].北京：中国中医药出版社,2015.

［19］叶天士.临证指南医案[M].北京：华夏出版社,1995.

［20］王馥.医方简义[M].上海：上海科学技术出版社,1985.

［21］程国龄.医学心悟杂症要义[M].北京：中医古籍出版社,1993.

［22］孙思邈.备急千金要方[M].太原：山西科学技术出版社,2010.

［23］王焘.外台秘要[M].北京：人民卫生出版社,1955.

［24］李师圣.产育宝庆集[M].北京：中华书局,1985.

［25］胡文焕.香奁润色[M].北京：中国中医药出版社,2016.

［26］丁尧.奇效简便良方[M].北京：中医古籍出版社,1992.

［27］罗天益.卫生宝鉴[M].北京：人民卫生出版社,1963.

［28］马冠群.医悟[M].北京：中医古籍出版社,2012.

［29］韩延华.中国百年百名中医临床家丛书·韩百灵[M].北京：中国中医药出版社,2007.

［30］黄素英.中国百年百名中医临床家丛书·蔡小荪[M].北京：中国中医药出版社,2002.

［31］哈孝贤.中国百年百名中医临床家丛书·哈荔田[M].北京：中国中医药出版社,2003.

［32］徐荣斋.现代著名老中医名著重刊丛书·妇科知要[M].北京：人民卫生出版社,2006.

［33］中国中医研究院西苑医院.钱伯煊妇科医案[M].北京：人民卫生出版社,2005.

［34］高慧.全国名老中医高慧妇科疑难症诊治经验实录[M].北京：中国中医药出版社,2018.

［35］常青.常青内妇科临证精华[M].北京：中国中医药出版社,2016.

［36］刘文琼,张丽娟.刘瑞芬妇科经验集[M].北京：中国中医药出版社,2018.

［37］张良英.张良英学术思想与临床经验集[M].北京：中国中医药出版社,2015.

［38］江瓘.名医类案[M].上海：上海浦江教育出版社,2013.

［39］孙一奎.孙文垣医案[M].北京：中国医药科技出版社,2019.

［40］叶天士.临证指南医案[M].上海：上海人民出版社,1959.

［41］叶天士.叶天士晚年方案真本[M].北京：学苑出版社,2011.

［42］魏之琇.续名医类案[M].北京：人民卫生出版社,1997.

［43］陈修园.南雅堂医案[M].北京：人民军医出版社,2009.

［44］程文囿.程杏轩医案[M].北京：中国医药科技出版社,2018.

［45］温存厚.温氏医案[M].北京：中国中医药出版社,2015.

［46］蒋宝素.问斋医案[M].上海：上海中医学院出版社,1993.

［47］钱艺.慎五堂治验录[M].上海：上海科学技术出版社,2001.

［48］温存厚.温氏医案[M].北京：中国中医药出版社,2015.

［49］张乃修.张聿青医案[M].北京：中国医药科技出版社,2014.

［50］袁桂生.丛桂草堂医案[M].上海：上海科学技术出版社,1986.

［51］陆士龙.陆氏三世医验[M].北京：中国中医药出版社,2015.

［52］顾金寿.吴门治验录[M].北京：中国中医药出版社,2016.

［53］陈廷儒.诊余举隅录[M].北京：中国中医药出版社,2015.

［54］罗颂平.中国百年百名中医临床家丛书·罗元恺[M].北京：中国中医药出版社,2001.

［55］林珮琴.类证治裁[M].北京：人民卫生出版社,2005.

［56］曹沧洲.曹沧洲医案[M].上海：上海科学技术出版社,2005.

［57］也是山人.也是山人医案[M].上海：上海科学技术出版社,1986.

［58］费伯雄.孟河费绳甫先生医案[M].上海：上海科学技术出版社,2010.

［59］张璐.张氏医通[M].北京：中国中医药出版社,1995.

［60］张锡纯.医学衷中参西录[M].山西：山西科学技术出版社,2009.

［61］孔伯华名家研究室.四大名医之孔伯华医集全编[M].北京：中国中医药出版社,2018.

［62］汪逢春.泊庐医案[M].北京：人民卫生出版社,2008.

［63］福州市人民医院.孙浩铭妇科临床经验[M].福州：福建人民出版社,1978.

［64］丁甘仁.丁甘仁医案续编[M].上海：上海科学技术出版社,1989.

［65］陈少春等.重何子淮女科[M].北京：科学出版社,2013.

［66］张毓华.名中医张国屏先生医案[M].青岛：中国海洋大学出版社,2019.

［67］哈荔田.哈荔田妇科医案医话选[M].天津：天津科学技术出版社,1982.

［68］朱南孙.朱南孙妇科临床秘验[M].北京：中国医药科技出版社,1994.

［69］中国中医研究所西苑医院.钱伯煊妇科医案[M].北京：人民卫生出版社,2005.

［70］蔡圣朝.蔡圣朝临证治验[M].合肥：安徽科学技术出版社,2017.

［71］常青.常青内妇科临证精华[M].北京：中国中医药出版社,2016.

［72］刘文琼.刘瑞芬妇科经验集[M].北京：中国中医药出版社,2018.

［73］郑锦等.陈氏妇科流派传承[M].上海：上海浦江教育出版社,2015.

［74］龚廷贤.龚廷贤医学全书[M].太原：山西科学技术出版社,2016.

［75］胡国华,罗颂平.全国中医妇科流派名方精粹[M].北京：中国中医药出版社,2016.

［76］李玉龙.川派中医药名家系列丛书·徐俊先[M].北京：中国中医药出版,2018.